Arntz • van Genderen

Schematherapie bei Borderline-Persönlichkeitsstörung

Arnoud Arntz • Hannie van Genderen

Schematherapie bei Borderline-Persönlichkeitsstörung

BELTZ

Anschrift der Autoren:

Prof. Dr. Arnoud Arntz
Hannie van Genderen
Clinical Psychological Science
Maastricht University
P.O. Box 616
NL – 6200 MD Maastricht

Das Original des Buches ist unter dem Titel »Schema Therapy for Borderline Personality Disorder« bei John Wiley & Sons Limited (a company of John Wiley & Sons, Inc.) erschienen (English translation © 2009 John Wiley & Sons Ltd.).

1. Auflage 2010

© Beltz Verlag, Weinheim, Basel 2010
Programm PVU Psychologie Verlags Union
http://www.beltz.de

Übersetzung: Janina Schweiger
Deutsche Bearbeitung: Prof. Ulrich Schweiger, Dr. Gitta Jacob, Dr. Valerija Sipos
Herstellung: Grit Möller
Umschlaggestaltung: Federico Luci, Odenthal
Umschlagbild: ullstein bild, Berlin
Satz und Bindung: Druckhaus »Thomas Müntzer«, Bad Langensalza
Druck: Druck Partner Rübelmann, Hemsbach

Printed in Germany

ISBN 978-3-621-27746-4

Inhaltsübersicht

Inhalt

6 Kognitive Techniken 87

10 Abschlussphase der Therapie

11 Schlussbemerkung

Anhang

Vorwort zur deutschsprachigen Ausgabe

Die vorliegende deutsche Ausgabe unseres Buches erfüllt uns mit großem Stolz. In den letzten drei Jahren herrschte ein reger Ideenaustausch mit den Forschergruppen an der Universität Freiburg und der Universität zu Lübeck, der half, die Schematherapie weiterzuentwickeln. Wir wurden mehrfach eingeladen und hielten Workshops zum Thema Schematherapie zur Behandlung der Borderline-Persönlichkeitsstörung. Dabei wurde rasch deutlich, dass in Deutschland ein großes Interesse an der Schematherapie besteht und sich viele Therapeuten ein klar formuliertes Schematherapie-Manual wünschen. Nach der englischen Ausgabe unseres ursprünglich auf Niederländisch erschienen Buches glaubten wir, dass dieses Buch auch in Deutschland seine Leser finden würde. Dank der Hilfe von Ulrich Schweiger, Gitta Jacob und Valerija Sipos und der zügigen und sorgfältigen Arbeit der Übersetzerin Janina Schweiger war die deutsche Ausgabe des Buches in weniger als einem halben Jahr vollendet. Wir sind ihnen für ihre Hilfe und besondere Zusammenarbeit zu großem Dank verpflichtet.

Es sind bereits mehrere Artikel und Bücher zum Thema Schematherapie in Deutschland veröffentlicht worden. Trotzdem gibt das vorliegende Buch erstmals Antwort auf die Frage, wie die Behandlung praktisch durchgeführt werden sollte – ein Aspekt, der durch bisherige Publikationen noch nicht ausreichend erläutert wurde. Dieses Buch zeigt, wie die Patientinnen in der großen niederländischen Multicenter-Studie zur Behandlung der Borderline-Persönlichkeitsstörung behandelt wurden. Die Studie bewies, dass die Schematherapie effektiver und kostengünstiger ist als ihre hochgeachtete Alternative, die Übertragungs-fokussierte Therapie. In den kommenden drei Jahren wird in sechs Ländern eine internationale Multicenter-Studie über Schematherapie zur Behandlung der Borderline-Persönlichkeitsstörung durchgeführt. Deutschland spielt dabei eine wichtige Rolle, denn dort befinden sich drei von 14 Studienzentren der insgesamt sechs Länder. Das steigende Interesse an der Schematherapie in Deutschland zeigt auch der Wunsch nach Workshops und Supervisionen. Deutschland spielt in der Internationalen Gesellschaft für Schematherapie eine prominente Rolle und stellt drei Vorstandsmitglieder. Zusammenfassend lässt sich sagen, dass die deutsche Community für die Schematherapie sehr wichtig geworden ist. Deshalb ehrt es uns sehr, dass die deutsche Ausgabe unseres Buches nun veröffentlicht wird.

Dieses Buch ist eine praktische Leitlinie und Unterstützung für den Therapeuten bei der Anwendung der Schematherapie an Patientinnen mit Borderline-Persönlichkeitsstörung. Basierend auf Jeffrey Youngs Schema-Modus-Modell, Youngs Schematherapie und Elementen der kognitiven Therapie, sowie der erlebnisorientierten Techniken von Beck und Arntz bietet dieses Buch ein konzeptuelles Modell und ein Behandlungsmodell sowie eine Fülle an Methoden und Techniken zur Behandlung der Borderline-Persönlichkeitsstörung. Schematherapie ist nicht nur auf die krankheitsdefinierenden Symptome aus dem DSM ausgerichtet, sondern auch auf die zugrundeliegende Psychopathologie, wie zum Beispiel Bindungsschwierigkeiten, selbstbestrafende Gedankengänge oder unvollständig verarbeitete Kindheitstraumata. Die Studien bestätigen, dass die Patientinnen sich in allen Aspekten verbessern und auch ihr Niveau der automatischen Informationsverarbeitung steigern.

Die Autoren vergleichen die Anforderungen ihrer Behandlung mit der Aufgabe, mit verbundenen Augen simultan Schach zu spielen und einen Flipperautomaten zu bedienen. Der Therapeut muss sich des Überflusses ständig wechselnder Faktoren aktiv bewusst sein, die bei den Problemen der Patientin eine Rolle spielen und simultan auf sie reagieren. Obwohl die Behandlung der Borderline-Persönlichkeitsstörung kompliziert ist, können Therapeuten diese Methode erlernen. Erfahrene Therapeuten mit viel Ausdauer werden sich durch das Buch mit seinen praktischen Erklärungen und Beispielen angeregt und unterstützt fühlen. Ein zentraler Punkt der therapeutischen Beziehung ist die begrenzte Übernahme der Elternrolle durch den Therapeuten. Dies bildet die Basis einer intensiven und unterstützenden Beziehung. Eine gute therapeutische Beziehung ist jedoch nicht alles. Aus diesem Grund werden viele erlebnisorientierte, interpersonelle, kognitive und behaviorale Behandlungstechniken beschrieben, die auf die Behandlung von Patientinnen mit Borderline-Persönlichkeitsstörung angepasst wurden. Das Buch zeigt spezifische Techniken im Umgang mit sehr schwierigen Behandlungssituationen auf und unterstützt den Therapeuten im Umgang mit den vielfältigen Fallstricken.

Folgenden Personen sind wir zu großem Dank verpflichtet: Jeffrey Young hielt während der niederländischen Multicenter-Studie viele Workshops. Ohne sein klinisches Verständnis und sein immenses Wissen gäbe es die Schematherapie nicht. Weitere Personen, die uns unterstützten und Workshops zu Persönlichkeitsstörungen aus der Perspektive der kognitiven Therapie abhielten, waren Aaron Tim Beck, Christine Padesky, Kathleen Mooney und Cory Newman. Ohne unsere Kollegen im Maastrichter Zentrum für Seelische Gesundheit und ohne unsere Patientinnen wäre dieses Buch nicht möglich gewesen wäre. Nicht zuletzt war die Unterstützung unserer Familien während der Zeit des Schreibens von besonderer Bedeutung.

Maastricht, September 2009

Arnoud Arntz
Hannie van Genderen

Vorwort zur Übersetzung

Schematherapie für Patientinnen und Patienten mit Borderline-Persönlichkeitsstörung ist eine der wichtigen neuen Entwicklungen der gegenwärtigen Verhaltenstherapie. Bedeutsam aus drei Gründen:

(1) Innerhalb der Schematherapie hat sich mit dem Moduskonzept eine interessante neue Konzeptionalisierung der Psychopathologie der Borderline-Persönlichkeitsstörung entwickelt.

(2) Hier findet eine sehr kreative Weiterentwicklung von Methoden statt. Therapietechniken, die ursprünglich aus Gestalttherapie und Psychodrama kommen, wie Imaginationsübungen mit weiteren Bearbeitungsschritten oder Arbeit mit zwei oder mehreren Stühlen, werden in einen spezifischen, lerntheoretisch begründeten Kontext gebracht. Damit wird gezielt ein Problem angegangen, das aus der Anwendung klassischer kognitiver Therapietechniken bei Patientinnen mit Borderline-Persönlichkeitsstörung gut bekannt ist: die Resistenz bestimmter Schlüsselkognitionen gegen kognitive Umstrukturierung. Durch Imagination und Rollenspieltechniken wird der ursprüngliche Kontext, in dem die Kognition entstanden ist, wieder hergestellt. Auf diese Weise wird erlebbar, dass problematische Ereignisse aus der Kindheit zwar passiert sind, aber nicht das waren, was unausweichlich passieren musste und auch nicht das, was normalerweise passieren soll.

(3) Die Schematherapie bei Borderline-Persönlichkeitsstörung besticht durch ihre wachsende Evidenzbasierung. Insbesondere die große niederländische Multicenter-Studie, die auf der Grundlage des vorliegenden Manuals arbeitete, zeigte eine Reihe von bemerkenswerten Ergebnissen: Sie belegt nicht nur die grundsätzliche Wirksamkeit der Methode, sondern weist darauf hin, dass Schematherapie von den Patientinnen und Patienten gut akzeptiert wird, zu einer guten therapeutischen Beziehung führt und die Chance bietet, ein gutes Funktionsniveau und eine befriedigende Lebensqualität zu erreichen.

Innerhalb des Gebiets der Verhaltenstherapie haben zum gegenwärtigen Zeitpunkt die Dialektisch-Behaviorale Therapie (DBT), die Schematherapie, die klassische kognitive Therapie und das »Systems Training for Emotional Predictability and Problem Solving« (STEPPS) Wirksamkeitsnachweise für die Anwendung ihrer jeweiligen Methoden bei Patientinnen und Patienten mit Borderline-Persönlichkeitsstörung erbringen können. Die Verhaltenstherapie kann stolz auf diese hohe Dynamik im Bereich der Therapieentwicklung sein. Sie zeigt damit, dass sie auch schwierige therapeutische Herausforderungen annehmen und erfolgreich bewältigen kann. Wir wünschen uns natürlich auch Vergleichsstudien, welche die möglichen Vorteile der einzelnen Methoden herausarbeiten und die Eignung für verschiedene Settings der Behandlung und Schweregrade der Borderline-Persönlichkeitsstörung überprüfen.

Die Idee, dieses Buch zu übersetzen, entstand während eines von der Gesellschaft für Angewandte Psychologie und Verhaltensmedizin APV Münster organisierten, viertägigen Trainingsworkshops mit Arnoud Arntz, an dem wir (VS, GJ und US) im Februar 2009 teilnahmen. Während dieser Tage gingen wir die meisten der hier dargestellten Techniken in Theorie, Videos und Rollenspielen durch. Seitdem wissen wir nicht nur mehr, wir können Schematherapie auch mit einer persönlichen Erfahrung verbinden. Das Erleben dieser Therapietechniken mit Arnoud als therapeutischem Modell oder unter Arnouds Anleitung hat uns begeistert, überzeugt und in der Meinung bestärkt, dass Schematherapie eine der wichtigen Methoden der modernen Verhaltenstherapie ist.

Die Übertragung eines Therapiemanuals in eine andere Sprache und andere Beziehungs- und Therapiekultur stellt die Übersetzer immer wieder vor Herausforderungen, die nicht perfekt lösbar sind. Deshalb hier noch einige erläuternde Anmerkungen:

▶ Soweit im nachfolgenden Text personenbezogene Bezeichnungen im Femininum stehen, wird diese Form verallgemeinernd verwendet und bezieht sich auf beide Geschlechter. Dies gilt besonders für die Verwendung des Begriffs Patientin. Aus Gründen von sprachlicher Einfachheit und Lesbarkeit sprechen wir von Patientin (weiblich) und Therapeut (männlich), wohl wissend, dass beide Geschlechter Therapeuten oder Patientinnen sein können.

▶ Du und Sie: Innerhalb der germanischen Sprachfamilie wird die Sie-Form an vielen Orten gar nicht mehr verwendet oder nur noch sehr exponierten Personen vorbehalten. In der deutschen Sprache aber ist die Sie-Form unter Erwachsenen nach wie vor ein Standard. Nicht-Einhaltung gegenüber Patientinnen kann als Respektlosigkeit oder als Grenzverletzung verstanden werden. Andererseits gewinnen Rollenspiele und Imaginationsübungen erheblich an Glaubwürdigkeit und Erlebnisintensität, wenn die Du-Form verwendet wird. Wir haben deshalb in allen Rollenspielen, in denen die Patientin in ein Kindheitserlebnis zurückgeht, die Du-Form gewählt. Bitte beachten Sie, dass die Umsetzung dieses Vorgehens in der Therapie der Vorbereitung und des Einverständnisses der Patientin bedarf.

▶ Und/oder: Aus Gründen der Lesbarkeit verzichten wir auf die Formulierung »und/oder« im Text zugunsten von »oder«. Wenn also beispielsweise vom »Modus des verlassenen oder missbrauchten Kindes« die Rede ist, ist dies im Sinne von »und/oder« zu verstehen. Die Aspekte der fehlenden Unterstützung und des Missbrauchs sind zwar nicht zwingend verbunden, treten aber doch häufig zusammen auf.

▶ Widerstehen Sie in der Rezeption des Moduskonzepts der Gefahr der Verdinglichung (Reifizierung), auch wenn man der Einfachheit halber sagt: »Der Modus ist aktiv« oder »Was sagt der Modus dazu?« Behalten Sie im Bewusstsein, dass ein Modus keine Sache ist, sondern ein Verhaltensprogramm, das es ohne seinen Träger (die Patientin) nicht geben würde.

▶ Der englische Begriff »Protector-Mode« wird in diesem Buch mit Selbstschutz-Modus übersetzt (und nicht mit Beschützer-Modus). Im Gegensatz zur englischen

Sprache ist »schützen« im Deutschen nicht reflexiv. Es geht bei diesem Modus aber nicht um den Schutz anderer, sondern immer um den Selbstschutz.

▶ Gefühl/Emotion: Die deutschen Begriffe »Gefühl« und »fühlen« haben ein sehr breites Bedeutungsfeld. Sie können sich auf Emotionen, auf Körperwahrnehmungen und auf intuitives Wissen beziehen. Wir sprechen in dem vorliegenden Buch von Emotion immer dann, wenn nur Emotion gemeint ist. Wenn Sie eine Patientin im Kontext der Schematherapie fragen »Wie fühlen Sie sich?«, stellen Sie bitte sicher, dass die Patientin weiß, ob Sie nach einer Emotion, einer Körperwahrnehmung oder nach intuitivem Wissen fragen.

▶ Der Begriff »Imagery Rescripting« ist bisher in deutschsprachiger Literatur immer wie ein Markenname unübersetzt geblieben. Der Begriff ist auch in englischen Lexika bisher nicht zu finden. Er greift eine Metapher aus der Filmindustrie auf, nämlich dass man ein Drehbuch verändern kann und auch einen Film (wie beispielsweise »Smoking/Non-Smoking« von Alain Resnais) in verschiedenen Varianten zu Ende führen kann. Wir haben uns für »Bearbeitung (traumatischer) Erlebnisse in der Imagination« entschieden. Hierbei geht es weniger darum, Erinnerungen zu verändern oder zu überschreiben. Die Intention ist, erlebbar zu machen, dass das, was passiert ist, nur eine von mehreren Varianten war, die hätten passieren können. Dies ist außerordentlich hilfreich, um Überlegungen zu Verantwortung, Verursachung und Schuld zu flexibilisieren und eine Veränderung damit verbundener Emotionen zu ermöglichen.

Wir danken den Autoren, Arnoud Arntz und Hannie van Genderen, für die unkomplizierte Zusammenarbeit auch bei der Übersetzung dieses Buches. Dr. Svenja Wahl vom Beltz Verlag und Dale Morgan von Wiley haben sich dankenswerterweise hervorragend darum gekümmert, dass die Übersetzung seitens der Verlage rasch, effektiv und zielgerichtet möglich wurde.

Lübeck und Freiburg im Herbst 2009

Janina Schweiger
Ulrich Schweiger
Valerija Sipos
Gitta Jacob

Über die Autoren

Professor Arnoud Arntz ist promovierter Psychologe und hat den Lehrstuhl für Klinische Psychologie und Experimentelle Psychopathologie an der Universität Maastricht. Er ist wissenschaftlicher Leiter des Forschungsinstituts für Experimentelle Psychopathologie und Direktor des Postgraduiertenprogramms für Klinische Psychologie in der Region Süd-Niederlande. Er arbeitet als Psychotherapeut am Maastrichter Zentrum für Seelische Gesundheit. Er war Projektleiter der großen niederländischen Multicenter-Studie, in der die Schematherapie und die übertragungsfokussierte Therapie verglichen wurden. Sein wissenschaftlicher Schwerpunkt ist die Borderline-Persönlichkeitsstörung.

Hannie van Genderen ist Klinische Psychologin, Psychotherapeutin und Supervisorin des Niederländischen Fachverbandes für Verhaltenstherapie und kognitive Therapie. Sie ist Psychotherapeutin am Maastrichter Zentrum für Seelische Gesundheit und beschäftigt sich seit mehr als 15 Jahren mit der Behandlung von Persönlichkeitsstörungen. Seit mehr als 20 Jahren unterrichtet sie im Rahmen der Ausbildung zum Psychologischen Psychotherapeuten und hält spezielle Workshops zum Thema Schematherapie für Borderline-Persönlichkeitsstörung und andere Persönlichkeitsstörungen.

1 Borderline-Persönlichkeitsstörung

1.1 Was ist eine Borderline-Persönlichkeitsstörung?

Patientinnen[1] mit Borderline-Persönlichkeitsstörung oder »Borderline Personality Disorder« (im Folgenden BPD abgekürzt) haben in fast allen Bereichen ihres Lebens Probleme. Probleme mit instabiler Stimmung, mit Beziehungen zu anderen, mit impulsivem Verhalten und instabiler Identität. Wutausbrüche und Krisen sind an der Tagesordnung. Obwohl viele BPD-Patientinnen intelligent und kreativ sind, schaffen sie es selten, ihre Talente erfolgreich zu nutzen. Falls sie arbeiten, tun sie es häufig auf einem Niveau unterhalb ihrer Fähigkeiten. Sie gefährden sich selbst durch Selbstverletzung und Substanzmissbrauch. Das Suizidrisiko ist hoch und ungefähr 10 % sterben als Folge eines Suizidversuchs (Paris, 1993).

Die diagnostischen Kriterien des DSM-IV werden als Standard für die Diagnostik der BPD und zur Stellung einer Therapieindikation verwendet. Die psychoanalytische Definition der Borderline Personality Organization (Kernberg, 1976, 1996; Kernberg et al., 1989) eignet sich dafür hingegen nicht, da sie Merkmale einer ganzen Reihe von Persönlichkeits- sowie Achse-I-Störungen beinhaltet und deshalb viel zu umfassend für die hier thematisierte spezifische BPD-Behandlung ist. Entsprechend dem Algorithmus des DSM-IV muss die Patientin mindestens fünf der neun Kriterien, die in der folgenden Übersicht aufgeführt werden, erfüllen, damit die Diagnose BPD gestellt werden kann.

Hauptcharakteristikum der DSM-IV-Definition der Borderline-Persönlichkeitsstörung ist die Instabilität im Bereich der interpersonellen Beziehungen, des Selbstbildes, der Emotionen und der Fähigkeit, das eigene Verhalten, insbesondere Impulse, zu kontrollieren.

> **DSM-IV-Diagnosekriterien für Borderline-Persönlichkeitsstörungen**
> Ein durchgreifendes Muster der Instabilität im Selbstbild, in interpersonellen Beziehungen und im emotionalen Erleben, sowie ausgeprägte Impulsivität beginnt im frühen Erwachsenenalter und wird in unterschiedlichen Zusammenhängen deutlich. Dies wird durch die folgenden Kriterien veranschaulicht:
> (1) Verzweifelte Versuche, wirkliche oder vermeintliche Zurückweisung bzw. Verlassenwerden zu vermeiden. Beachten Sie: Dies beinhaltet keine suizidalen oder selbstverletzenden Verhaltensweisen, wie sie in Kriterium 5 angesprochen werden.
> ▶

---

[1] Soweit im nachfolgenden Text personenbezogene Bezeichnungen im Femininum stehen, wird diese Form verallgemeinernd verwendet und bezieht sich auf beide Geschlechter. Dies gilt besonders für die Verwendung des Begriffs Patientin.

(2) Intensive und instabile interpersonelle Beziehungen, die zwischen Idealisierung und Abwertung schwanken.

(3) Identitätsstörungen: Ein deutlich persistierend instabiles Selbstbild und Selbstbewusstsein.

(4) Impulsivität in mindestens zwei Bereichen, die sich potentiell selbstschädigend auswirken (z. B. Finanzen, promiskuitives Sexualverhalten, Essanfälle, Substanzmissbrauch, leichtsinniger Fahrstil). Beachten Sie: Dies beinhaltet keine suizidalen oder selbstverletzenden Verhaltensweisen, wie sie in Kriterium 5 angesprochen werden.

(5) Wiederkehrend suizidales und parasuizidales Verhalten oder selbstverletzendes Verhalten wie Ritzen, das Verhindern des Heilens von Wunden oder Zerkratzen der Haut.

(6) Affektive Instabilität, begründet in einer ausgeprägten Reaktivität der Stimmung (z. B. intensive episodische Dysphorie, Irritabilität oder Ängstlichkeit, die normalerweise einige Stunden und selten mehrere Tage anhält).

(7) Ständiges Gefühl der Leere und der eigenen Wertlosigkeit.

(8) Unangebrachte oder schwer zu kontrollierende Wut (z. B. Wutausbrüche, anhaltende Wutzustände oder wiederkehrende körperliche Auseinandersetzungen).

(9) Vorübergehende, durch Belastungen ausgelöste paranoide Vorstellungen oder schwere dissoziative Symptome.

1.2 Prävalenz und Komorbidität

Die Borderline-Persönlichkeitsstörung ist eine der häufigsten psychischen Störungen bei Patienten und Patientinnen, die ambulant oder stationär behandelt werden. Die Prävalenz in der Allgemeinbevölkerung wird auf 1,1 % bis 2,5 % geschätzt. In Patientenstichproben variiert die Prävalenz je nach Setting zwischen 10 % bei ambulanten und bis zu 20–50 % bei stationären psychiatrischen Patienten und Patientinnen. Dennoch wird die Diagnose BPD in vielen Fällen zu spät oder gar nicht gestellt. Dies liegt möglicherweise an der hohen Komorbidität und anderen mit BPD assoziierten Problemen, die den diagnostischen Prozess verschleppen und komplizieren.

Die Komorbidität dieser Patientengruppe ist hoch und vielfältig. Auf Achse I liegen oft Depressionen, Essstörungen, soziale Phobien, PTSD oder interpersonelle Probleme vor. Tatsächlich kann man eine oder alle dieser Störungen mehr oder weniger stark ausgeprägt bei der BPD erwarten.

Auch alle Persönlichkeitsstörungen können als weitere Komorbidität zur BPD bestehen. Häufig kommt die Borderline-Persönlichkeitsstörung in Kombination mit narzisstischen, antisozialen, paranoiden, histrionischen, abhängigen und vermeidenden Persönlichkeitsstörungen vor (Layden et al., 1993).

Reviews und Studien von Dreessen and Arntz (1998), Mulder (2002) und Weertman et al. (2005) zeigten, dass Angststörungen und affektive Störungen auch bei

Komorbidität mit Persönlichkeitsstörungen behandelbar sind. Dennoch ist es ratsam, im Falle der BPD vorsichtig zu sein und nicht der Versuchung zu erliegen, nur die Achse-I-Störung zu behandeln. BPD ist eine erstzunehmende Störung, die eine ständige Beeinträchtigung des Lebens der Patientin zur Folge hat. Zahlreiche Krisen und Suizidversuche machen die übliche Behandlung der Achse-I-Störung zur Belastungsprobe. Achse-I-Beschwerden und Symptome verändern sich häufig in Ausmaß und Beschaffenheit, sodass der diagnostische Prozess erschwert wird. Auch aus diesem Grund hat die Behandlung der BPD oft Priorität.

Störungen, deren vorrangige Behandlung gegenüber der BPD empfohlen wird, werden in Abschnitt 2.3 »(Kontra-)Indikationen« beschrieben.

1.3 Entwicklung der Borderline-Persönlichkeitsstörung

Die Mehrheit der Patientinnen mit BPD hat in ihrer Kindheit sexuellen, physischen oder emotionalen Missbrauch erlebt, insbesondere zwischen dem 6. und 12. Lebensjahr (Herman, Perry & van der Kolk, 1989; Ogata et al., 1990; Weaver & Clum, 1993). Es ist bei BPD-Patientinnen häufig schwer, emotionalen Missbrauch zu erkennen, während sich körperlicher oder sexueller Missbrauch deutlicher zeigt. Aufgrund von Loyalität gegenüber den eigenen Eltern oder aus Unwissenheit, wie eine normale, gesunde Kindheit verläuft, bleibt emotionaler Missbrauch bei BPD-Patientinnen versteckt oder unerkannt.

Die traumatischen Erfahrungen resultieren in Kombination mit Temperament, unsicherer Bindung, dem jeweiligen Entwicklungsstadium des Kindes und der sozialen Situation in einer dysfunktionalen Interpretation des eigenen Selbst sowie des Verhaltens anderer Menschen (Arntz, 2004; Zanarini, 2000). BPD-Patientinnen haben einen desorganisierten Bindungsstil. Dies ist Folge der Erfahrung unlösbarer Situationen in der Kindheit, in denen Eltern sowohl als Bedrohung als auch als potentiell sicherer Hafen wahrgenommen wurden (van Ijzendoorn, Schuegel & Bakermans-Kranenburg, 1999). Übersetzt in Begrifflichkeiten der kognitiven Therapie resultiert die BPD aus der Kombination dysfunktionaler Schemata und damit assoziierter Bewältigungsstrategien.

Patientinnen mit BPD leiden unter einer ernstzunehmenden und komplexen Kombination von Problemen. Da das Verhalten der Patientinnen so unvorhersehbar ist, strapaziert es die Zuneigung und Geduld von Familie und Freunden. Das Leben ist nicht nur für die Patientin schwierig, sondern auch für ihr gesamtes Umfeld. Es gibt Momente, in denen das Leben so schwer zu bewältigen ist, dass die Patientin aufgibt (Suizid) oder ihr Umfeld sämtliche Unterstützung einstellt und den Kontakt abbricht. Die Behandlung der Borderline-Persönlichkeitsstörung ist auch für den Therapeuten ermüdend und anstrengend.

Die Schematherapie bietet Patientinnen und Therapeuten ein Behandlungsmodell, das der Patientin hilft, ihre dysfunktionalen Muster zu durchbrechen und ein gesünderes Leben zu leben.

2 Grundlagen der Schematherapie zur Behandlung der Borderline-Persönlichkeitsstörung

2.1 Entwicklung der Schematherapie zur Behandlung der Borderline-Persönlichkeitsstörung

Vor der Entwicklung der Schematherapie (ST) wurde die Borderline-Persönlichkeitsstörung (BPD), wie viele andere psychische Störungen, primär aus einer psychoanalytischen Perspektive behandelt. Dies änderte sich ab den 90er Jahren, als kognitive Verhaltenstherapeuten begannen, die Behandlung von Persönlichkeitsstörungen mit kognitiver Verhaltenstherapie zu erforschen.

Der Gebrauch der kognitiven Therapie zur Behandlung von Persönlichkeitsstörungen wurde erstmals von Aaron Beck, Arthur Freeman und Mitarbeitern in ihrem Buch »Kognitive Therapie von Persönlichkeitsstörungen« (1990) vorgestellt. Diese neue Form der Therapie erzielte besonders in der Reduktion von Symptomen wie suizidalem Verhalten sehr hohe Erfolgsraten (Beck, 2002). Dennoch waren die Erfolge in Bezug auf tiefgreifende Persönlichkeitsveränderungen eher begrenzt.

Im gleichen Jahr stellte Jeffrey Young eine neue Form der kognitiven Therapie vor, die er »Schemafokussierte Therapie« und später »Schematherapie« nannte. Zuletzt erweiterte er dieses therapeutische Modell um die Schema-Modi. Seine Therapie basiert auf einer Kombination von kognitiver Verhaltenstherapie und erlebnisorientierten Techniken. Schwerpunkte sind die therapeutische Beziehung als Weg zur Verhaltensänderung und die emotionale Aufarbeitung traumatischer Erlebnisse.

Heute ist Schematherapie eine wichtige Methode, um substantielle Persönlichkeitsveränderungen bei BPD-Patienten zu erreichen.

2.2 Forschungsergebnisse

Untersuchungen traditioneller psychoanalytischer Behandlungsmethoden zeigten hohe Abbrecherquoten (46–67 %) und einen relativ hohen Prozentsatz an Suiziden. Bei vier longitudinalen Studien suizidierten sich im Mittel 10 % der Patienten während der Behandlung oder in den 15 Jahren nach der Behandlung (Paris, 1993). Dieser Prozentsatz ist mit dem nicht psychotherapeutisch behandelter BPD-Patienten vergleichbar (8–9 %; Adams, Bernat & Luscher, 2001).

Die erste kontrollierte Studie zu kognitiver Verhaltenstherapie bei BPD-Patienten wurde von Linehan und Mitarbeitern durchgeführt (1991). Sie etablierte die Methode der dialektischen Verhaltenstherapie (Dialektisch-Behaviorale Therapie; DBT), die im Vergleich mit herkömmlichen Therapien eine geringere Abbrecherquote, weniger Krankenhauseinweisungen, eine stärkere Reduktion der Selbstverletzungsraten und des selbstgefährdenden Verhaltens aufweist. Bei verschiedenen psychopathologischen Variablen gab es aber am Ende der Therapie keine signifikanten Unterschiede zur Kontrollgruppe. Studien (allerdings ohne randomisierte Zuweisung zur Interventions- bzw. Vergleichsgruppe) zur Effektivität der kognitiven Therapie nach Beck zeigten ebenfalls eine Reduktion des Suizidrisikos und der depressiven Symptome sowie eine Verminderung der BPD-Symptome (Arntz, 1999; Beck, 2002; Brow et al., 2004). Darüber hinaus waren die Abbrecherraten niedriger als sonst (um 9 %).

In den Niederlanden wurde kürzlich die von Young entwickelte Schematherapie mit der von Kernberg und Mitarbeitern entwickelten psychodynamisch orientierten übertragungsfokussierten Therapie (Transference-Focused Therapy; TFP) verglichen (Giesen-Bloo et al., 2006). Die Studie begann im Jahr 2000 und beinhaltete eine Behandlung über drei Jahre. ST zeigte bessere Ergebnisse als TFP sowohl in Bezug auf die Reduktion der BPD-Symptome als auch in Bezug auf andere Aspekte der Psychopathologie und der Lebensqualität.

Bei der Nachuntersuchung vier Jahre nach Beginn der Behandlung erfüllten von den Patienten, die ST begonnen hatten, 52 % nicht mehr die Kriterien der BPD, weitere 15 % zeigten klinisch signifikante Verbesserungen der BPD-Symptomatik, waren aber nicht vollständig remittiert. Diese Zahlen sind eindrucksvoll, wenn man bedenkt, dass auch Therapieabbrecher (sogar jene, die wegen somatischer Krankheiten ausschieden) in diese Auswertung einbezogen wurden.

Eines der wichtigsten Ergebnisse der Studie ist aber, dass alle Symptome vermindert wurden, nicht nur die auffälligen BPD-Symptome wie z. B. Selbstverletzungen. Die gesamte Lebensqualität und das Selbstbewusstsein der Patientinnen verbesserten sich signifikant. Als Folge der Behandlung gingen alle psychopathologischen Charakteristika der BPD deutlich zurück. Ähnliche Resultate ergab eine Serie norwegischer Fallstudien. Als die Patientinnen nach der Behandlung untersucht wurden, erfüllten 50 % nicht länger die BPD-Kriterien und weitere 30 % hatten deutlich von der Behandlung profitiert (Nordahl & Nysaeter, 2005).

Schematherapie ist ein aufwendiges Unterfangen mit einer Dauer von eineinhalb bis vier Jahren, manchmal sogar über einen noch längeren Behandlungszeitraum. Sie beginnt mit zwei Sitzungen pro Woche, kann aber in späteren Behandlungsstadien auf eine Sitzung pro Woche reduziert werden. ST ist trotz hoher Behandlungskosten kosteneffektiv, wie durch eine Kosten-Nutzen-Analyse bestätigt wurde, die zeigte, dass die Schematherapie der TFP nicht nur in ihrer Wirkung überlegen, sondern auch weniger kostspielig ist. Verglichen mit der Ausgangssituation führt ST zu einer Verminderung der gesellschaftlichen Kosten für BPD-Patienten, sodass im Gesamteffekt trotz der Ausgaben für die Schematherapie-Durchführung Kosten gespart werden (van Asselt et al., 2008).

Aufgrund dieser positiven Ergebnisse sowie der hohen Prävalenz der BPD scheint es angebracht, die Schematherapie einem größeren Publikum zugänglich zu machen.

2.3 (Kontra-)Indikationen

Es gibt bestimmte Störungen, die die Diagnose einer Borderline-Persönlichkeitsstörung erschweren, im Besonderen sind dies bipolare Störungen, Psychosen (gemeint sind psychotische Störungen, nicht aber die kurzzeitigen oder reaktiven psychotischen Episoden, die häufig bei BPD-Patienten vorkommen) und das Aufmerksamkeitsdefizit-Hyperaktivitäts-Syndrom (ADHS). Das Vorhandensein solcher Krankheiten kompliziert nicht nur die Diagnose, sondern stört auch die Behandlung der BPD. Nur wenn diese Störungen ausreichend behandelt wurden, ist es möglich, sich auf die BPD-Therapie zu konzentrieren.

Im Falle einer Komorbidität müssen bestimmte Störungen vorrangig behandelt werden, bevor die Schematherapie für BPD in Frage kommt. Zu erwähnen sind schwere Depression, schwerer Substanzmissbrauch, der eine stationäre Entgiftungsbehandlung nötig macht, sowie Anorexia Nervosa. Bei diesen Störungen ist der Schweregrad entscheidend, der sie zu Kontraindikationen für die Schematherapie als Behandlungsmethode der BPD werden lässt. Auch Entwicklungsstörungen wie Autismus oder das Asperger-Syndrom sind problematisch für die ST. Für den Einsatz der Schematherapie stellt eine verzögerte oder gestörte psychische Entwicklung keine Kontraindikation dar, diese darf jedoch nicht durch neurologische Probleme bedingt sein. Deshalb können neurologische Störungen mit der Schematherapie interferieren.

In der Studie von Giesen-Bloo et al. (2006) wurden auch Patientinnen mit komorbider antisozialer Persönlichkeitsstörung von der Behandlung ausgenommen. Dies war erforderlich, da diese Persönlichkeitsstörung für den TFP-Arm der Studie ein Ausschlusskriterium darstellte. Pilotstudien zeigen aber bei Patienten mit antisozialer Persönlichkeitsstörung positive Resultate für die ST. Daraus lässt sich ableiten, dass ST eine mögliche Behandlungsform für diese Patienten sein könnte.

2.4 Theoretische Grundlagen der Schematherapie

Die Schematherapie, wie sie von Young beschrieben wurde, beruht auf der Annahme, dass jeder Mensch während seiner Kindheit Schemata entwickelt. Ein Schema ist eine organisierte Wissensstruktur, die sich in bestimmten Verhaltensweisen, Emotionen und Gedanken offenbart (Arntz & Luipers, 1998). Ein Schema kann nicht direkt gemessen werden, sondern wird durch eine Analyse der Lebensgeschichte der Patientin sowie durch eine Beobachtung der Strategien, welche sie im Umgang mit ihren Talenten und ihrem Temperament verwendet, erfasst. Eine noch bessere Beurteilung gelingt, wenn die Patientin detailliert über ihr Verhalten in verschiedenen zwischenmenschlichen Situationen, ihre Lebensregeln und ihre Strategien berichtet. Gesunde Schemata entstehen, wenn die Grundbedürfnisse von Kindern erfüllt werden. Dies erlaubt Kindern, ein positives Bild über andere Personen, sich selbst und die Welt als Ganzes zu entwickeln.

Die grundlegenden Bedürfnisse von Kindern beinhalten:

▶ Sicherheit: Kinder müssen sich auf einen zuverlässigen Erwachsenen verlassen können, der für sie sorgt und ihnen die Möglichkeit gibt, sich in sicherer Umgebung zu entwickeln und zu entfalten.

▶ Verbundenheit: Kinder müssen fühlen, dass sie mit anderen verbunden sind und die Möglichkeit haben, ihre Erfahrungen, Gedanken und Gefühle mit anderen zu teilen.

▶ Autonomie: Kinder brauchen ein sicheres Umfeld, von dem aus sie die Welt entdecken können. Ziel der Entwicklung vom Kind zum Erwachsenen ist es, auf eigenen Füßen zu stehen. Eltern und andere an der Erziehung beteiligte Personen müssen Kindern Schritt für Schritt erlauben, sich von ihnen zu lösen, um unabhängige Erwachsene zu werden.

▶ Selbstachtung: Kinder müssen Anerkennung erfahren. Um ein starkes Selbstbewusstsein zu entwickeln, müssen sie für das, was sie als Personen darstellen, und das, was sie können, anerkannt werden.

▶ Freiheit, sich mitzuteilen: Die Äußerung der eigenen Meinung und Gefühle muss erlernt und stimuliert werden. Sie darf nicht von strengen oder repressiven Regeln unterdrückt werden.

▶ Realistische Grenzen: Um in einer Gesellschaft mit anderen zu leben, ist es nötig, dass Kinder bestimmte Regeln erlernen. Sie müssen verstehen, wann sie ihre Autonomie und ihren Emotionsausdruck im Umgang mit anderen begrenzen müssen. Kinder müssen auch lernen, Frustration zu tolerieren, und die Fähigkeit entwickeln, angemessen mit Frustration umzugehen. (Young & Klosko,1994; Young, Klosko & Weishaar, 2003).

Wenn diese Bedürfnisse nicht erfüllt werden, durch Defizite im Umfeld des Kindes oder aber durch Defizite als Folge von traumatischen Erfahrungen (wie dem Verlust eines Elternteils oder sexuellem Missbrauch), kann das – in Wechselwirkung mit

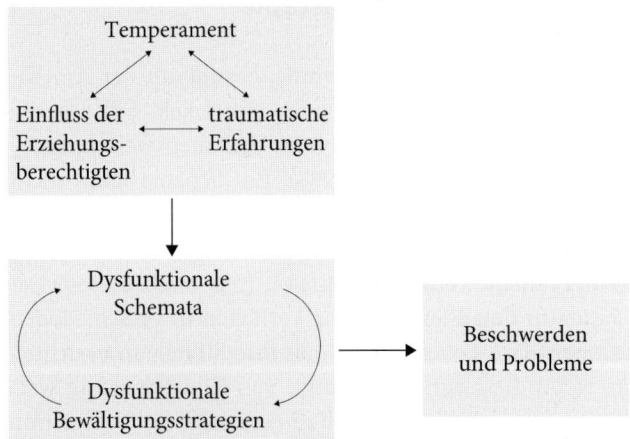

Abbildung 2.1 Die Entwicklung dysfunktionaler Schemata

dem Temperament des Kindes – zur Bildung dysfunktionaler Schemata und Bewältigungsstrategien führen (s. Abb. 2.1).

Young, Klosko und Weishaar (2003) beschreiben 18 unterschiedliche Schemata (s. Anhang I) und Bewältigungsstrategien (s. Anhang J). Diese Schemata sind nicht identisch mit Persönlichkeitsstörungen (beschrieben im DSM-IV; APA, 1994), haben aber vielfältige Ähnlichkeiten (s. Tab. 2.1).

Tabelle 2.1 Die Beziehung zwischen DSM-IV-Persönlichkeitsstörungen und Schemata

Persönlichkeitsstörung	Schemata
Paranoid	Misstrauen/Missbrauch Emotionale Deprivation Soziale Isolation/Entfremdung
Schizoid	Soziale Isolation/Entfremdung
Schizotyp	Misstrauen/Missbrauch Soziale Isolation/Entfremdung Verletzbarkeit durch schädigende Einflüsse
Antisozial	Verlassenwerden/Instabilität Misstrauen/Missbrauch Emotionale Deprivation Anspruchshaltung/Großartigkeit Ungenügende Selbstkontrolle/Fehlende Disziplin
Borderline	Verlassenwerden/Instabilität Misstrauen/Missbrauch Emotionale Deprivation Unzulänglichkeit/Scham Abhängigkeit/Inkompetenz Verletzbarkeit durch schädigende Einflüsse oder Erkrankungen Ungenügende Selbstkontrolle/Fehlende Disziplin Unterwerfung Emotionale Hemmung Streben nach Rache und Vergeltung
Histrionisch	Verlassenwerden/Instabilität Emotionale Deprivation Anspruchshaltung Ungenügende Selbstkontrolle/Fehlende Disziplin
Narzisstisch	Anspruchshaltung/Großartigkeit Ungenügende Selbstkontrolle/Fehlende Disziplin Unzulänglichkeit/Scham

Tabelle 2.1 (Fortsetzung)

Persönlichkeitsstörung	Schemata
Vermeidend	Soziale Isolation/Entfremdung Soziale Unerwünschtheit Unzulänglichkeit/Scham Versagen Unterwerfung
Abhängig	Abhängigkeit/Inkompetenz Verlassenwerden/Instabilität Unzulänglichkeit/Scham Unterwerfung
Obsessiv-zwanghaft	Unerbittliche Ansprüche/Überkritische Haltung Versagen
Passiv-aggressiv	Versagen Misstrauen/Missbrauch
Depressiv	Misstrauen/Missbrauch Unzulänglichkeit/Scham Soziale Isolation/Entfremdung Verletzbarkeit durch schädigende Einflüsse oder Erkrankungen Versagen Unterwerfung

2.5 Schema-Modi

Patientinnen mit BPD haben häufig gleichzeitig so viele Schemata aktiviert, dass es weder für sie selbst noch für die Therapeuten möglich ist, den Überblick zu behalten. Da sich ihre Emotionen und ihr Verhalten schnell ändern, ist es für die Patientin selbst, sowie für alle Menschen in ihrem Umfeld schwer, zu verstehen, was gerade vorgeht. So verschlimmert sich ein bereits vorher ziemlich komplexes Problem. Diese plötzlichen Veränderungen im Fühlen, Denken und Handeln, die bei der BPD so häufig sind, haben die Entwicklung des Schema-Modus-Konzeptes angeregt.

Ein Schema-Modus ist eine Gruppe von Schemata und psychischen Prozessen, die in bestimmten Situationen die Gedanken, Gefühle und Handlungen der Patientin bestimmen und die Wirkung anderer Schemata außer Kraft setzen. In anderen Worten: Wenn die BPD-Patientin relativ entspannt ist und sich wohl fühlt, zeigt sich eine völlig andere Persönlichkeit verglichen mit Situationen, in denen die Patientin sich bedroht fühlt. Unter normalen Umständen sieht man eine relativ entspannte Patientin mit wenigen Gefühlsregungen. Wenn jedoch zum Beispiel Verlassenwerden oder Zurückweisung durch eine wichtige Person droht, dann präsentiert sich die Patientin als »kleines Kind«, das verzweifelt und völlig untröstlich ist. Eine BPD-Patientin kann in sehr kurzer Zeit von einer ausgeprägten Emotion oder Stimmung in eine andere wechseln. Die Erklärung des Schema-Modus-Modells hierfür ist, dass die Patientinnen ständig und unkontrolliert von einem Modus in den nächsten wechseln.

Young schlug vor, dass die folgenden fünf Modi für BPD charakteristisch sind:

▶ der distanzierte Selbstschutz-Modus,
▶ der Modus des verlassenen oder missbrauchten Kindes,
▶ der Modus des wütenden oder impulsiven Kindes,
▶ der bestrafende oder überkritische Modus und
▶ der gesunde Erwachsenen-Modus.

Diese Modi können umbenannt werden, um sie auf die Situation der Patientin anzuwenden (s. Abb. 2.2).

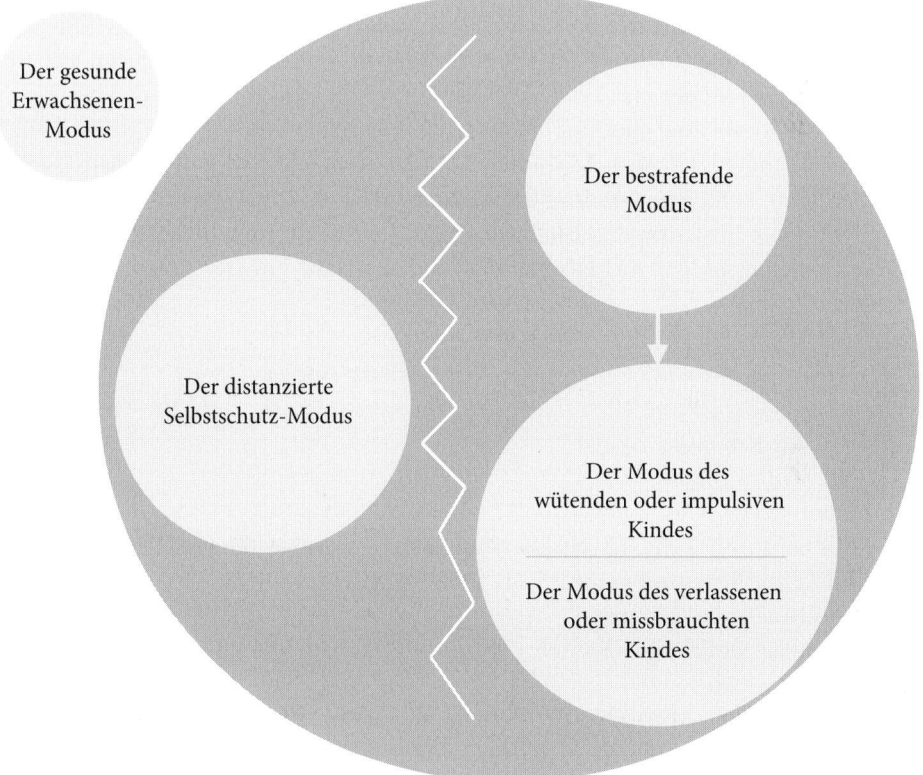

Abbildung 2.2 Die fünf Modi der Borderline-Persönlichkeitsstörung (nach Arntz & Bögels, 2000)

Wir wollen betonen, dass dieses heuristische Modell nicht bedeuten soll, dass bei der BPD eine »multiple Persönlichkeitsstörung« besteht. Die Namen der Modi helfen der Patientin, diese besser zu verstehen und schneller zu identifizieren, haben jedoch keine Beziehung zu Identitäten oder Personen (Arntz & Kuipers, 1998).

Im Folgenden werden die wichtigsten Modi der BPD vorgestellt. Kapitel 9 beschreibt, wie Therapeuten die verschiedenen Modi am besten behandeln und ansprechen können.

Der distanzierte Selbstschutz-Modus

Wenn die Patientin im distanzierten Selbstschutz-Modus (detached protector mode) ist, wirkt sie relativ erwachsen und ruhig. Der Therapeut könnte annehmen, der Patientin gehe es gut. Tatsächlich setzt die Patientin diesen schützenden Modus ein, um ihre Gefühle der Angst (verlassenes Kind), Unterlegenheit (Bestrafung) oder Wut (impulsives Kind) nicht erleben oder zeigen zu müssen. Die dahinterstehenden Annahmen, die hier eine wichtige Rolle spielen, sind: Es ist gefährlich, Gefühle zu zeigen, Wünsche zu äußern und seiner Meinung Ausdruck zu verleihen. Die Patientin hat Angst, die Kontrolle über ihre Gefühle zu verlieren. Sie versucht, sich vor dem vermuteten Missbrauch oder Verlassenwerden zu schützen. Dies wird besonders deutlich, wenn sie eine Bindung zu anderen Menschen eingeht. Der Selbstschutz-Modus hält andere auf Abstand, indem Kontakt vermieden oder der andere weggeschoben wird. Sollten andere ihre Schwäche entdecken, würde das für die Patientin möglicherweise Erniedrigung, Bestrafung und Verlassenwerden bedeuten. Deswegen ist es für sie besser, gar nichts zu fühlen und die Nähe anderer Menschen zu vermeiden.

Beispieldialog mit einer Patientin im Selbstschutz-Modus
(In diesem Beispiel und allen folgenden Dialogen steht »T« steht für Therapeut und »P« für Patientin)
T: Wie geht es Ihnen?
P: (emotionslos) Gut.
T: Wie lief Ihre Woche, ist irgendetwas passiert, worüber Sie reden möchten?
P: (blickt zur Seite und gähnt) Nein, nicht wirklich.
T: Also ist alles in Ordnung?
P: Ja, alles in Ordnung. Könnten wir unsere Sitzung heute kurz halten?

Wenn die einfachen Methoden zur Vermeidung schmerzhafter Emotionen ineffektiv sind, sucht die Patientin nach anderen Möglichkeiten, wie Substanzmissbrauch, Selbstverletzung (körperlicher Schmerz kann psychischen Schmerz betäuben), sie bleibt den ganzen Tag im Bett oder flüchtet sich in Dissoziation und Suizidversuche. BPD-Patientinnen beschreiben diesen Modus als »kaltes Gefühl« oder »leeren Raum«. In diesem Modus fühlen sie sich distanziert von allen Ereignissen und Erfahrungen, auch von der Therapie.

Wenn die Patientin es nicht schafft, Menschen auf Abstand zu halten, kann sie bei dem Versuch, Menschen fern zu halten, wütend und zynisch werden. Es ist wichtig, dass der Therapeut dieses Verhalten als Schutzverhalten erkennt und sich davon nicht abschrecken lässt. Wenn dieses wütende Verhalten sehr dominant ist, kann es zur weiteren Differenzierung separat als »wütender Selbstschutz-Modus« klassifiziert werden.

Es ist besonders in der Anfangsphase der Therapie schwierig, den wütenden Selbstschutz-Modus von dem bestrafenden Modus abzugrenzen. Bei der Unterscheidung hilft es, zu beobachten, gegen wen die Wut der Patientin gerichtet ist. Während die Wut des wütenden Selbstschutz-Modus gegen den Therapeuten (oder jemand anderen) gerichtet ist, zielt die Wut des bestrafenden Modus gegen die Patientin selbst. Wenn der Therapeut sich unsicher ist, mit welchem Modus er es gerade zu tun hat, sollte er die Patientin einfach bitten, ihm die gerade aktive »Seite« ihrer Persönlichkeit zu verraten.

Beispieldialog mit einer Patientin im wütenden Selbstschutz-Modus und im bestrafenden Modus

T: Als ich Ihnen erzählte, dass ich die nächsten paar Tage frei habe, haben Sie ziemlich wütend reagiert. Welcher Modus war die Ursache für Ihre Reaktion?

Antwort im wütenden Selbstschutz-Modus

P: Oh nein! Werden Sie schon wieder einen Ihrer bescheuerten Vorträge über Ihr Borderline-Modus-Modell halten? Sie können es gar nicht erwarten, stimmt's? Ihnen fällt auch nichts Besseres mehr ein!

Antwort im bestrafenden Modus

P: Ich weiß nicht, welche »Seite« von mir das gerade ist. Ich weiß nur, dass es völlig idiotisch gewesen ist, Ihnen zu vertrauen und dass ich diesen Fehler nicht noch mal machen werde. Es ist sowieso egal. Mir wird es niemals besser gehen.

In frühen Stadien der Therapie können die subtilen Unterschiede zwischen dem wütenden Selbstschutz-Modus und dem wütenden Kindmodus ebenfalls schwer zu unterscheiden sein. Der Unterschied zeigt sich vor allem am Grad der Wut, kombiniert mit dem entsprechenden Verhalten (s. Abschn. »Modus des wütenden oder impulsiven Kindes«).

Diese Beispiele zeigen den Selbstschutz-Modus in einer beobachtbaren und auf die Interaktion bezogenen Form. Er kann auch ein völlig gegenteiliges Auftreten zeigen und zu schläfrig und müde wirkendem Verhalten führen. In diesem Fall muss der Therapeut prüfen, ob die Patientin tatsächlich müde ist oder ob sie sich im Selbstschutz-Modus befindet.

Es gibt ein Risiko, dass die Patientin im Selbstschutz-Modus die Therapie vermeidet, nicht an ihren Problemen arbeitet oder sogar die Therapie ganz abbricht. Die

Patientin kann auch Probleme wegen dissoziativer Symptome, Selbstverletzung, Substanzmissbrauch (z. B. Drogen oder Alkohol) oder Suizidversuchen haben. Deshalb ist es wichtig, den Selbstschutz-Modus zu erkennen und zu umgehen. Erst dann hat die Patientin die Möglichkeit, an ihren tatsächlichen Problemen zu arbeiten.

Der Modus des verlassenen oder missbrauchten Kindes

Der Modus des verlassenen oder missbrauchten Kindes (abandoned/abused child) wird häufig mit »kleine … (Patientenname)« bezeichnet. In unserem Beispiel heißt die Patientin Nora. Wenn sie also in diesem Modus ist, nennen wir den Modus »kleine Nora«.

Die kleine Nora ist traurig, verzweifelt, untröstlich und oft total panisch. In diesem Modus verändert sich häufig die Stimme der Patientin zu der eines kleinen Kindes. Ihre Gedanken und ihr Verhalten werden die einer Vier- bis Sechsjährigen. Sie fühlt sich allein auf der Welt und ist davon überzeugt, dass sich niemand um sie kümmert. Jeder wird sie ausnutzen und schließlich im Stich lassen. Die Welt ist ein bedrohlicher, gefährlicher Ort, der keine Zukunft für sie bereithält. Die kleine Nora unterteilt die Welt in Schwarz und Weiß. Sie fordert sofortige und konstante Bestätigung und Lösung ihrer Probleme. Sie ist unfähig, sich selbst zu helfen. Aller Wahrscheinlichkeit nach wird der Therapeut die kleine Nora hauptsächlich in Krisensituationen erleben. In den frühen Phasen der Therapie ist es unwahrscheinlich, dass die Patientin ihren Modus des verlassenen oder missbrauchten Kindes in anderen Situationen zeigt (einen Beispieldialog finden Sie in Kapitel 9).

In diesem Modus klammert sich die Patientin an den Therapeuten in der Hoffnung, dass er die Lösung für all ihre Probleme kennt und bereithält. Sie erwartet ständigen und umfassenden Trost und Mitleid von ihm. Bei diesem Modus fühlt sich der Therapeut oft von den Erwartungen der Patientin überrannt. Um schnell auf ihre Hilfeschreie einzugehen, kann er dazu neigen, zu schnell nach praktischen Lösungen zu suchen. Andererseits wird er vielleicht auch versuchen, die Patientin loszuwerden, indem er sie zur stationären Krisenintervention in eine Klinik einweist. Wenn Nora im Zustand der Panik ist, scheinen ihr alle praktischen Lösungen unausführbar. Im Modus der kleinen Nora versteht sie nicht, dass die Krise auch irgendwann ein Ende hat. Wenn der Therapeut weiterhin praktische Ratschläge anbietet, wird Noras Verzweiflung zunehmen und der Therapeut wird immer mehr den Gedanken haben, unfähig zu sein. Auch im Falle einer zu schnellen Krankenhauseinweisung intensiviert sich der Modus der kleinen Nora, da sie sich missverstanden und zurückgewiesen fühlt.

Der Therapeut muss die Gegenwart des Modus der kleinen Nora während der Therapiesitzung zulassen. Er muss die Patientin in diesem Modus unterstützen, ihre Gefühle validieren, ihr Sicherheit bieten, sie eine Beziehung zu ihm als Therapeuten aufbauen lassen und ihren bisherigen Missbrauch ansprechen. Kurz gesagt muss er ihr das bieten, was ihr als Kind verweigert wurde.

Der Modus des wütenden oder impulsiven Kindes

Der andere kindliche Modus der BPD ist der des wütenden oder impulsiven Kindes (angry/impulsive child). Zu Beginn der Therapie wird er häufig von Verzweiflung (kleine Nora) und Scham (bestrafender Modus) überschattet. Aus diesem Grund sieht man den Modus des wütenden impulsiven Kindes am Anfang der Therapie oft nicht.

Die »zornige Nora« verhält sich wie ein wütendes, frustriertes und ungeduldiges kleines Kind (ungefähr vier Jahre alt), das keinen Gedanken an andere verschwendet. In diesem Modus ist die Patientin verbal und manchmal auch körperlich aggressiv und gibt bissige Kommentare gegenüber anderen ab, ihren Therapeuten eingeschlossen. Sie ist aufgebracht, da ihre Bedürfnisse nicht gestillt werden und ihre Rechte unbeachtet bleiben. Die zornige Nora ist überzeugt, dass es besser ist, alles zu nehmen, was sie bekommen kann, da sie ansonsten mit leeren Händen dastehen oder ausgenutzt werden würde. Sie ist nicht nur aufbrausend, sondern will auch, dass jeder merkt, wie schlecht sie behandelt wird. Dies erreicht sie, indem sie andere angreift (verbal oder körperlich), sich selbst verletzt, versucht, sich oder sogar andere aus Rache zu töten. Das ist natürlich die extreme Seite der zornigen Nora. Auf abgeschwächte Weise wird Nora dem Therapeuten ihren Ärger zeigen, indem sie Sitzungen schwänzt oder die Therapie ganz abbricht.

Der Unterschied zwischen dem Modus des wütenden Kindes und dem des wütenden Selbstschutzes ist nicht immer gleich deutlich. Er kann von der Art, wie sich die Wut der Patientin darstellt, abgeleitet werden. Das wütende Kind ist impulsiv und unvernünftig. Die Wut bezieht sich auf unzusammenhängende oder irrelevante Sachverhalte. Im wütenden Selbstschutz-Modus ist das Verhalten kontrollierter und eher zynisch als aufbrausend (s. Kap. 9).

Wutausbrüche sind impulsiv und unerwartet. Wenn sie während einer Therapiesitzung vorkommen, sollte der Therapeut versuchen, ruhig zu bleiben und die Wut zu tolerieren. Er sollte das wütende Verhalten nur dann eindämmen, wenn die Patientin droht, Menschen oder Eigentum zu beschädigen oder wenn der Therapeut den Eindruck hat, gedemütigt zu werden und dass seine persönlichen Grenzen überschritten werden.

Das Ziel der Therapie ist es, der Patientin zu vermitteln, dass sie wütend sein darf, dass es aber auch andere Wege gibt, diesen Emotionen Ausdruck zu verleihen, als die Impulsivität und das extreme Verhalten, das sie im Moment zeigt.

Ein zweites Charakteristikum dieses Modus ist die impulsive Art und Weise, mit der BPD-Patientinnen versuchen, ihre Bedürfnisse zu befriedigen. Die Patientin kann zum Beispiel sexuelle Kontakte mit Menschen eingehen, die sie nicht kennt, um Wertschätzung und Fürsorge zu erfahren. Andere Beispiele sind impulsives Einkaufen, impulsiver Alkohol- oder Drogengebrauch sowie impulsives Essen. Solche Verhaltensweisen gehören zum Modus, wenn sie impulsiv geschehen (die Patientin denkt nicht lange über die Langzeitrisiken nach), motiviert sind durch eine Art der Rebellion gegen den bestrafenden Modus, und das Ziel haben, Bedürfnisse zu befriedigen. Alkohol und Benzodiazepin-Gebrauch, besonders in Kombination, kann zum Verlust der (bereits eingeschränkten) Fähigkeit, solche Impulse zu kontrollieren, führen. Das allgemeine Ziel der Behandlung ist, dass die Patientin lernt, ihre Bedürfnisse anzuerkennen (anstatt sich von ihnen zu distanzieren) und gesündere Methoden entwickelt, um diese zu befriedigen.

Der bestrafende oder überkritische Modus

Der bestrafende Modus (punitive parent) bekommt üblicherweise ebenfalls einen Namen. Falls es klar ist, welcher Elternteil oder welche Autoritätsperson im Bestrafungsmodus abgebildet wird, kann der Modus nach ihm oder ihr benannt werden; also zum Beispiel »ihr strafender Vater (Mutter)«. Manchmal wird der Patient seinen bestrafenden Modus nicht benennen wollen oder können, weil er aus einem falsch verstandenen Gefühl von Loyalität diesem Elternteil gegenüber handelt. Wenn das der Fall ist, kann die Patientin auf seine »bestrafende Seite« oder »den Bestrafer« Bezug nehmen.

Der bestrafende Modus ist höhnisch, missbilligend und demütigend. Er sagt, Nora sei schlecht und verdiene es, bestraft zu werden. Der Modus bezeichnet Nora als Angeberin. Wenn sie etwas nicht schafft, dann nur, weil sie sich nicht genug angestrengt hat. Für Gefühle hat der bestrafende Modus wenig Interesse, außerdem wirft er ihr vor, Gefühle zur Manipulation anderer zu missbrauchen. Wenn etwas schief geht, ist es ihr Fehler. In ihrer Vorstellung ist ihr Erfolg ausschließlich von ihrem Willen zum Erfolg abhängig. Wenn sie versagt oder etwas nicht funktioniert, hat sie es offensichtlich nicht genug gewollt.

> **Beispieldialog mit einer Patientin im bestrafenden Modus**
> T: Wie geht es Ihnen?
> P: (mit Wut in der Stimme) Schlecht.
> T: Warum denn, ist etwas Schlimmes passiert?
> P: Nein, ich habe etwas Dummes getan und jetzt geht alles den Bach runter.
> T: Also läuft es bei Ihnen nicht so gut?
> P: Nein, ich bin ein hoffnungsloser Fall und jetzt belästige ich auch noch Sie.

Wenn der bestrafende Modus aktiviert ist, duckt sich Nora weg und ist schwer zu erreichen. In diesem Modus bestraft sich die Patientin, indem sie sich absichtlich erfreuliche Sachen versagt oder Unternehmungen von Anfang so angeht, dass sie nicht funktionieren können. Sie wird sich auch durch Selbstverletzung und Selbstmordversuche bestrafen. Sie provoziert überall Bestrafung, auch bei ihrem Therapeuten. Sie lehnt es ab, an ihrer Behandlung mitzuarbeiten. Dies hat häufig einen vorzeitigen Therapieabbruch zur Folge.

Wenn die Patientin sich im bestrafenden Modus befindet, sollte die Therapie die Zielvorgabe haben, ungesunde Regeln und Verhaltensweisen zu löschen und sie durch adäquate Regeln und Normen zu ersetzen.

Der gesunde Erwachsenen-Modus

Es hört sich möglicherweise seltsam an, dass es auch einen gesunden Modus (healthy adult) gibt, wenn wir über die Borderline-Persönlichkeitsstörung sprechen, aber es ist genau dieser Modus, den die Patientin kultivieren und schließlich beibehalten sollte. Durch die Abwesenheit einer normalen, gesunden Kindheit und unkontrollierbare Ereignisse während des Heranwachsens hat der gesunde Modus in der Anfangsphase der Therapie nur selten eine hohe Ausprägung.

Der Rückstand der Entwicklung der Patientin in Bereichen wie Beziehungsgestaltung, Selbstständigkeit, Fähigkeit, sich auszudrücken oder Selbstwertgefühl und eine mangelnde Erfahrung im Umgang mit realistischen Grenzen, machten es erforderlich, dass der Therapeut als Vertreter der »gesunden Seite« handelt. Dies gilt besonders zu Beginn der Therapie.

In jedem Fall ist es der gesunde Modus, der zu Beginn sicherstellt, dass die Patientin in Therapie bleibt. Während späterer Phasen der Therapie hilft dieser Modus der Patientin, gesunde Ziele zu erreichen. Diese therapeutischen Ziele, wie die Fähigkeit, Beziehungen zu anderen herzustellen, sich nach Ausbildungs- oder Arbeitsmöglichkeiten umzusehen, und alle Aktivitäten, die der Patientin Spaß machen und die sie ausführen kann, sind nötig für den erfolgreichen Abschluss des therapeutischen Prozesses. In diesem Modus ist die Patientin nicht nur mutig genug, ihre Gefühle zu zeigen, sondern sie kann sie auch kontrollieren. Dies ist eine Verknüpfung wichtiger Fertigkeiten, die BPD-Patienten erlernen müssen.

Wie bereits erwähnt, ist es zu Beginn der Therapie der Therapeut, der die so genannte »gesunde Seite« vertritt. Am Ende der Therapie hat sich der gesunde Modus so entwickelt, dass die Patientin diese Rolle vom Therapeuten übernehmen und die Therapie in gesunder und angemessener Weise beendet werden kann.

2.6 Zusammenfassung

Eine Redewendung sagt, »Not macht erfinderisch«. Die Schematherapie wurde aus einer Notwendigkeit heraus entwickelt. Es war nötig, die kognitiven Techniken zu erweitern, da sie zur Behandlung von Persönlichkeitsstörungen nicht ausreichten. Durch Übernahme von Techniken aus anderen Therapieschulen und ihre Adaptation an ein kognitives Rahmenkonzept entstand mit der Schematherapie eine neue, in sich schlüssige Form von Therapie. Erste Studienergebnisse zeigen, dass ST eine wirksame und kostengünstige Behandlung der Borderline-Persönlichkeitsstörung ist. Das Schema-Modus-Modell gibt einen Einblick in die Mechanismen, warum Patientinnen mit einer BPD so ausgeprägte Stimmungsschwankungen und sprunghaftes Verhalten zeigen. In Kapitel 3 folgt die Beschreibung der verschiedenen Therapiephasen und in Kapitel 5 bis 8 die Darstellung der wichtigsten Techniken. In Kapitel 9 kehren wir zu den Schema-Modi zurück, um darzulegen, wie die verschiedenen Techniken bei den verschiedenen Modi in unterschiedlichen Phasen der Therapie eingesetzt werden.

3 Behandlung

Der Veränderungsprozess erfolgt über drei Zugangswege, nämlich das Fühlen, Denken und Handeln der Patientinnen mit Borderline-Persönlichkeitsstörung. Diese Zugangswege entsprechen den drei Ebenen der Wissensrepräsentation, die in einem Schema enthalten sind:
(1) explizites Wissen (Denken),
(2) implizites oder intuitives Wissen (einschließlich der mentalen Repräsentation von Emotionen) und
(3) Repräsentation von Handlungswissen (Handeln).
Zusätzlich zu diesen drei Zugangswegen können wir auch drei verschiedene Themen unterscheiden. Diese Themen sind:
(1) das gegenwärtige Leben außerhalb der Therapie,
(2) Erfahrungen innerhalb der Therapie und
(3) Erlebnisse und Erfahrungen aus der Vergangenheit.
Die Zugangswege und Themen werden in Tabelle 3.1 in einer Matrix verbunden. So wird deutlich, welche therapeutischen Techniken in welchen Therapiesituationen relevant sind und angewandt werden können.

Tabelle 3.1 Therapeutische Techniken

Fokus	Zugangsweg		
	Fühlen	**Denken**	**Handeln**
Gegenwärtiges Leben außerhalb der Therapie	▶ Rollenspiele zur gegenwärtigen Situationen ▶ Bearbeitung gegenwärtiger Ereignisse in der Imagination ▶ Das Erleben von Emotionen einüben ▶ Exposition gegenüber Ausdruck (eigener Emotionen)	▶ Sokratischer Dialog ▶ Formulierung neuer Schemata ▶ Schema-Dialoge ▶ Selbstinstruktionskarten ▶ Tagebuch positiver Ereignisse	▶ Verhaltensexperimente ▶ Rollenspielfertigkeiten ▶ Problemlösetechniken ▶ Neues Verhalten ausprobieren

Tabelle 3.1 (Fortsetzung)

Fokus	Zugangsweg		
	Fühlen	**Denken**	**Handeln**
Innerhalb der Therapie	▶ Begrenzte Übernahme der Elternrolle durch den Therapeuten ▶ Empathische Konfrontation ▶ Grenzen setzen ▶ Rollentausch zwischen Therapeut und Patientin	▶ Identifikation der Schemata der Patientin in der therapeutischen Beziehung ▶ Kritische Überprüfung der Gedanken der Patientin über den Therapeuten ▶ Identifikation der Schemata des Therapeuten ▶ Selbstöffnung des Therapeuten	▶ Verhaltensexperimente ▶ Verstärkung funktionalen Verhaltens ▶ Training von Fertigkeiten, die für die therapeutische Beziehung wesentlich sind ▶ Modellvorgaben durch den Therapeuten
Erlebnisse und Erfahrungen in der Vergangenheit	▶ Bearbeitung (traumatischer) Erlebnisse in der Imagination ▶ Rollenspiel zu vergangen Situationen ▶ Arbeit mit zwei oder mehreren Stühlen ▶ Briefe schreiben	▶ Reinterpretation vergangener Erlebnisse und Integration in neue Schemata ▶ Überprüfung der persönlichen Vergangenheit	▶ Erprobung neuen Verhaltens in der Interaktion mit Schlüsselpersonen der Vergangenheit

Unabhängig davon, welches Thema die Patientin fokussiert und welcher Zugangsweg versucht bzw. gewählt wird, können diese Techniken nur erfolgreich sein, wenn sich ein bestimmtes Maß an Vertrauen und Bindung zwischen Patientin und Therapeut entwickeln konnte. Da die therapeutische Beziehung eine so große Bedeutung hat, wird diesem Thema ein ganzes Kapitel gewidmet (s. Kap. 4). Die Therapietechniken werden nachfolgend im Einzelnen erläutert: Zuerst erörtern wir die Veränderung des impliziten Wissens in Kapitel 5 (Erlebnisorientierte Therapietechniken). Dann befassen wir uns mit Denken oder explizitem Wissen in Kapitel 6 (Kognitive Techniken). Schließlich geht es um Handeln oder die Veränderung der mentalen Repräsentation von Handlungswissen in Kapitel 7 (Verhaltensbezogene Techniken). Alle Themen aus der Matrix in Tabelle 3.1 werden also in den nachfolgenden Kapiteln aufgegriffen. Zuerst analysieren wir aber die Phasen, die eine BPD-Behandlung mit ST durchläuft.

3.1 Behandlungsstruktur

Die Behandlung beginnt mit einer umfassenden Bestandsaufnahme der vorhandenen Probleme, so wie die Patientin sie selbst erlebt. Dies erfolgt in engem Zusammenhang mit einer ausführlichen Erklärung des Schema-Modus-Modells. Die ersten Therapiesitzungen schließen auch die Erörterung praktischer Fragen ein, wie die Häufigkeit der Treffen (ein- oder zweimal pro Woche) und die erwartete Gesamtdauer der Therapie (eineinhalb bis vier Jahre oder länger, wenn nötig).

Es ist eine häufige Praxis, die Therapiesitzungen auf Band oder digital aufzuzeichnen. Das Besondere bei der Schematherapie ist, dass der Patientin die Aufnahme mit der Bitte mitgegeben wird, sie sich bis zur nächsten Sitzung anzuhören. Dies verstärkt den Effekt der Therapie. Niemand ist in der Lage, während einer Sitzung alle Informationen aufzunehmen und zu behalten. Deshalb ist es für die Patientin ein sehr nützliches Hilfsmittel, die Sitzung ein weiteres Mal zu verfolgen. Oft macht erst das Anhören der Aufnahme der Patientin verständlich, worüber während der Sitzung gesprochen wurde. Während der Therapiesitzung könnte die Patientin in einem Modus sein, der dem Hören und Verarbeiten von Informationen nicht förderlich ist. Modi können die Wahrnehmung von Stimmlage und Sprache verzerren und so die Informationsverarbeitung erheblich beeinflussen. Aus diesem Grund dient das ein- oder mehrmalige Anhören der aufgenommenen Sitzung nicht nur der bloßen Wiederholung der Sitzung selbst, sondern auch der Überprüfung dessen, was während der Sitzung wirklich gesagt und getan wurde.

> **Beispiel für das erneute Anhören einer aufgenommen Sitzung**
> Nora erklärte immer häufiger, dass sie meine Fragen während der Sitzung über ihre Erlebnisse als Strafe empfand. Sie dachte, das, was ich wirklich sagen wollte, war, dass sie Fehler gemacht habe und die folgenden Konsequenzen ihre eigene Schuld seien. Sie war im bestrafenden Modus aktiv. Erst später, wenn sie sich entweder im Modus des gesunden Erwachsenen oder in einem kindlichen Modus befand, konnte sie hören, dass ich einfach Interesse an ihren Angelegenheiten zeigte und sie nicht verurteilte.

Als letzter Punkt ist es wichtig, dass Vereinbarungen getroffen werden, wann und wie die Patientin Kontakt zu ihrem Therapeuten herstellen kann. Die Patientin braucht klare Regeln, wann (und wann nicht) sie mit dem Therapeuten außerhalb der Therapiesitzungen in Kontakt treten darf. Sie muss wissen, welche Maßnahmen ergriffen werden müssen, wenn sich eine Krise abzeichnet, und an wen sie sich wenden kann, wenn der Therapeut nicht zur Verfügung steht (s. Abschn. 4.1 »Begrenzte Übernahme der Elternrolle durch den Therapeuten«). Normalerweise gibt es ein weiteres

Mitglied des therapeutischen Teams, das (im Hintergrund) in die Therapie involviert ist bzw. diese begleitet und den Therapeuten vertreten kann, wenn dieser krank oder im Urlaub ist.

3.2 Therapiephasen

Schematherapie für BPD-Patienten folgt keinem strengen Protokoll, das für jede Sitzung vorschreibt, welches Thema angesprochen wird. Immerhin dauert die Therapie zwei bis drei Jahre. Es gibt jedoch unterscheidbare Phasen in der Therapie, die wir später noch beschreiben. Es ist wichtig für die korrekte Umsetzung der Schematherapie, dass der Therapeut weiß, wie er am besten auf die verschiedenen Modi reagiert. Dies hat so große Bedeutung, dass wir uns entschieden haben, dem Thema »Behandlungsmethoden und der jeweilige Modus« ein eigenes Kapitel zu widmen (s. Kap. 9). In Kapitel 5 bis 8 beschreiben wir verschiedene therapeutische Techniken und in Kapitel 10 beschäftigen wir uns mit der Endphase der Therapie.

Die Therapiephasen haben keine festgelegte Reihenfolge. Man kann aber sieben charakteristische Perioden innerhalb der Therapie unterscheiden. Diese sind:

▶ Anfangsphase der Therapie und Erstellung eines Fallkonzepts
▶ Behandlung der Symptome einer Achse-I-Störung
▶ Krisenmanagement
▶ Therapeutische Interventionen mit Schema-Modi
▶ Behandlung von Traumata aus der Kindheit
▶ Änderung von Verhaltensmustern
▶ Ende der Therapie

3.3 Anfangsphase der Therapie und Erstellung eines Fallkonzepts

Die Anfangsphase der Therapie beinhaltet ungefähr 6 bis 12 Sitzungen, in denen ein komplettes diagnostisches Interview geführt wird. Während dieses Interviews werden alle relevanten Probleme und Beschwerden von der Patientin detailliert beschrieben. Der Therapeut erhebt eine umfassende Anamnese. Er beginnt mit einem Suchprozess und sammelt relevante Informationen, wie sowohl die Beziehung der Patientin zu ihren Eltern oder Erziehungsberechtigten als auch Erlebnisse und Ereignisse zur Entwicklung dysfunktionaler Schemata geführt haben können. Auf der Grundlage dieser Informationen prüft der Therapeut mögliche Kontraindikationen zur Schematherapie (s. Kap. 2, »(Kontra-)Indikationen«), bewertet das Funktionsniveau der Patientin und die Ausprägung ihrer BPD-Symptome. Therapeut und Patientin erstellen zusammen ein auf dem Modus-Modell basierendes Fallkonzept (s. Kap. 2). Die verschiedenen Modi werden der Patientin in Begrifflichkeiten erklärt, die sie persönlich verstehen und mit denen sie sich identifizieren kann (s. Abb. 3.1 und Anhang A).

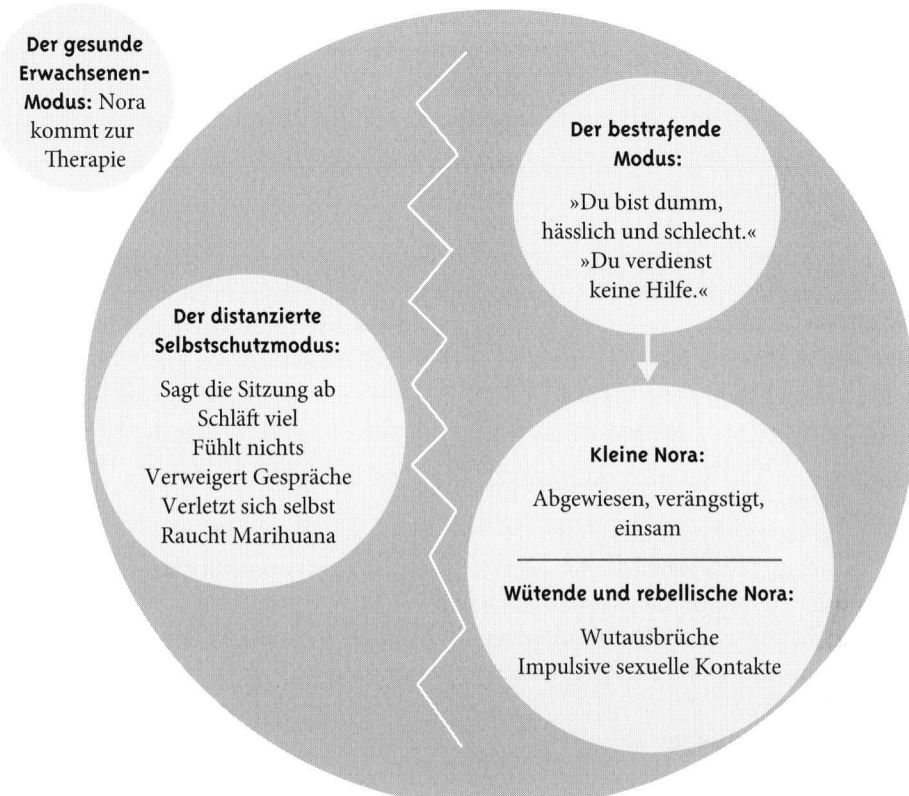

Der gesunde Erwachsenen-Modus: Nora kommt zur Therapie

Der distanzierte Selbstschutzmodus:

Sagt die Sitzung ab
Schläft viel
Fühlt nichts
Verweigert Gespräche
Verletzt sich selbst
Raucht Marihuana

Der bestrafende Modus:

»Du bist dumm, hässlich und schlecht.«
»Du verdienst keine Hilfe.«

Kleine Nora:

Abgewiesen, verängstigt, einsam

Wütende und rebellische Nora:

Wutausbrüche
Impulsive sexuelle Kontakte

Abbildung 3.1 Fallkonzeptualisierung für Nora

Während dieser Phase versucht der Therapeut eine sichere, tragfähige therapeutische Beziehung mit der Patientin aufzubauen. Diese beinhaltet eine begrenzte Übernahme einer Elternrolle durch den Therapeuten. Das bedeutet, der Therapeut bietet der Patientin viel Sicherheit und Unterstützung (s. Kap. 4).

Die Behandlung einer Patientin mit BPD beginnt nur selten mit einer ruhigen Konversation, in der wichtige Informationen gesammelt werden und ein Fallkonzept erstellt wird. Der Prozess der Informationssammlung erinnert manchmal mehr an eine Achterbahnfahrt als an einen Sonntagsspaziergang. Oft ist schon am ersten Tag der Therapie klar, ob die Patientin sich unwohl fühlt oder ob sie in der Lage ist, eine produktive Beziehung mit dem Therapeuten auf den Weg zu bringen. Die Entwicklung einer therapeutischen Beziehung und die Art und Weise der Informationssammlung werden in den folgenden Abschnitten besprochen.

Entwicklung einer therapeutischen Beziehung und Sammeln von Informationen
Um der Patientin von der ersten Therapiesitzung an ein Gefühl der Sicherheit und des Verstandenseins zu geben, nimmt der Therapeut eine freundliche und offe-

ne Position ein, ohne distanziert zu wirken (s. Kap. 4). Er verbringt viel Zeit mit den aktuellen Problemen der Patientin und geht auf ihre Emotionen und Erfahrungen genau ein. Er untersucht zusammen mit der Patientin, welche Situationen intensive Emotionen auslösen. Er untersucht, wie die Patientin normalerweise mit ihren Problemen umgeht und inwiefern Lösungsversuche erfolgreich sind. Er informiert sich, welche Erwartungen die Patientin an die Therapie und den Therapeuten hat und interessiert sich für Erfahrungen mit früheren Therapien. Häufig hat die Patientin schon mit einer Reihe unterschiedlicher Therapien Erfahrungen gemacht. Diese Therapien haben manchmal nur eingeschränkte Erfolge oder schlimmstenfalls schädliche zerstörerische Effekte gehabt, sodass das Vertrauen der Patientin beschädigt wurde. Manche Patientinnen sind auch durch Therapeuten sexuell missbraucht worden. Der Therapeut muss sich deshalb bewusst sein, dass einige Patientinnen ihm zunächst misstrauen werden. Er muss der Patientin erklären, welche ihrer Erwartungen an die Therapie erfüllt werden können und welche allgemeinen Regeln wichtig sind (s. Diskussion in Kap. 4).

Die Lebensgeschichte der Patientin wird graphisch dargestellt und in Beziehung zur Entstehung der Schema-Modi gesetzt. Der Therapeut untersucht, welche Erfahrungen der Vergangenheit zu den aktuellen Problemen beigetragen haben. Hier ist es möglich, kurze Imaginationsübungen anzuwenden, um die Verbindung zwischen der Vergangenheit und der Gegenwart zu überprüfen (s. Kap. 5).

Einsatz von Fragebögen

Um die Schemata der Patientin zu erfassen und relevante Einflussfaktoren zu untersuchen, ist es sinnvoll, dass die Patientin den »YOUNG Schema Fragebogen« (Young, 1999) sowie andere Fragebögen nach den ersten Therapiesitzungen ausfüllt. Die Ergebnisse werden mit der Patientin besprochen. Das »Young Parenting Inventory« kann bei der Klärung von Faktoren, welche die Entwicklung der Modi beeinflussen, hilfreich sein. Der »Borderline Personality Disorder Severity Index« (BPDSI) ist ein strukturiertes Interview. Er bewertet Ausprägung und Häufigkeit von BPD-Symptomen, welche die DSM-IV-Kriterien erfüllen und während der letzten drei Monate vorhanden waren (Arntz et al., 2003; Giesen-Bloo et al., 2006, 2008).

Mithilfe der »BPD-Checkliste« kann die Patientin angeben, in welchem Umfang die BPD-Symptome in den letzten Monaten eine Belastung darstellten (Arntz & Dreesen, 1996; Giesen-Bloo et al., 2008). Der »Personality Disorder Beliefs Questionnaire« (PDBQ) beinhaltet eine Subskala mit Aussagen, die spezifisch auf BPD Bezug nehmen (Arntz et al., 2004). Aus dem »Personality Disorder Belief Questionnaire« (PBQ) wurden eine Reihe für Borderline-Persönlichkeitsstörung spezifische Fragebogen-Items abgeleitet (Butler et al., 2002). Vor kurzem wurden das »Schema Mode Inventory« (SMI) und das »Young Atkinson Mode Inventory« (YAMI) entwickelt, die bei der Erfassung der Schema-Modi hilfreich sein können (Lobbestael et al., 2008).

Erklären der Grundprinzipien der Behandlung

Sobald die Diagnose Borderline-Persönlichkeitsstörung gesichert ist, beginnt der Therapeut die Prinzipien der Therapie anhand des Modus-Modells der BPD zu erklären. Er erläutert, wie die aktuellen Probleme der Patientin mit Schemata und Modi verknüpft sind. Ferner veranschaulicht er, wie jeder Schema-Modus bestimmte Emotionen, Gedanken und Verhalten mit sich bringt (s. Anhang A: Patientenbroschüre »Schematherapie für Menschen mit Borderline-Persönlichkeitsstörung«). Für tiefergehende Erklärungen kann die Patientin auf relevante Kapitel in »Sein Leben neu erfinden: Wie Sie Lebensfallen meistern. Den Teufelskreis selbstschädigenden Verhaltens durchbrechen ... und sich wieder glücklich fühlen« (Young & Klosko, 2008) verwiesen werden.

Die meisten BPD-Patientinnen finden es sehr aufschlussreich, mehr über das Modus-Modell der BPD herauszufinden. Es bietet eine anschauliche und nachvollziehbare Erklärung für ihre plötzlichen Stimmungswechsel und ihre mangelnde Verhaltenskontrolle (s. Kap. 9). Auch gibt es ihnen Hoffnung, dass Veränderung möglich ist und sie nicht dazu verdammt sind, ein Leben zu führen, das durch unkontrollierbares Verhalten und instabile Emotionen bestimmt wird.

Wenn eine Patientin der Überzeugung ist, dass das Modell nicht zu ihrer Situation passt, gibt es gewöhnlich zwei Erklärungsmöglichkeiten: zum einen kann es sein, dass die Patientin gar nicht an einer BPD erkrankt ist, oder zum anderen, dass sie sich sehr ausgeprägt im Selbstschutz-Modus befindet. Im Selbstschutz-Modus kann alles, was der Therapeut sagt, als zweifelhaft und unverlässlich bewertet werden. Im letzteren Fall braucht der Therapeut mehr Zeit, um eine auf Vertrauen basierende therapeutische Beziehung aufzubauen. Er versucht, die Patientin vom Modus-Modell der BPD zu überzeugen.

3.4 Behandlung von Symptomen einer Achse-I-Störung

Es gibt eine Reihe von Symptomen, die Priorität haben, bevor die Schematherapie begonnen werden kann. Wie im Abschnitt 2.3 »(Kontra-)Indikationen« beschrieben, sind diese Symptome und Störungen in ihrer Anzahl begrenzt. Wenn keine der aufgelisteten Symptome oder Störungen bestehen, kann diese Phase übersprungen werden. Es ist auch möglich, dass diese Symptome oder Störungen in einer späteren Phase der Therapie neu oder erneut auftreten. In diesem Fall ist es notwendig, zu diesem Punkt in der Therapie zurückzukehren, um diese Probleme anzugehen.

Die spezifische Behandlung dieser Symptome und Störungen wird in diesem Buch nicht abgehandelt. Ihre Behandlung unterscheidet sich nicht von der bei Patientinnen ohne BPD und wird in anderer Fachliteratur ausführlich besprochen.

3.5 Krisenmanagement

Das Thema Krisenmanagement kann übersprungen werden, wenn am Anfang der Therapie keine Krise vorliegt. Davon abgesehen kann in späteren Stadien der Therapie auf das Thema Krisenmanagement zurückgekommen werden. Im Falle einer Krise erfordert diese höchste Aufmerksamkeit (s. Abschn. 8.3 »Umgang mit Krisen«).

3.6 Therapeutische Interventionen mit Schema-Modi

Die therapeutischen Interventionen mit Schema-Modi bilden die zentrale Phase der Therapie und diese kann über mehrere Jahre andauern (s. Kap. 5–10). Die erste Phase der Therapie (Anfang und Erstellung eines Fallkonzepts) ist erst beendet, wenn die Patientin angemessen mit ihren eigenen Worten erklären kann, wie die Schema-Modi funktionieren und der Therapeut erläutert hat, wie er die Therapie gestalten wird (seine Arbeitsmethode). Dies bedeutet nicht, dass es nicht gelegentlich nötig wäre, auch in späteren Phasen der Behandlung auf diesen Punkt zurückzukommen und das Prinzip des Modus-Modells »aufzufrischen«. Dennoch muss der Therapeut zu einem bestimmten Zeitpunkt aufhören, neue Informationen zu sammeln und Erklärungen zu geben, und mit der Veränderung der Gedanken und des Verhaltens beginnen. Viele Therapeuten fühlen sich an diesem Punkt der Therapie nicht sehr wohl. Man könnte diesen Moment mit der Angst vergleichen, die man empfindet, wenn man in tiefes, dunkles Wasser springt, besonders, wenn man mit einer neuen Therapietechnik beginnt (zum Beispiel mit erlebnisorientierten Techniken). Zögern Sie nicht, fangen Sie einfach an! Sie können sich selbstverständlich immer an die Supervisionsgruppe wenden und diese um Rat fragen.

3.7 Behandlung von Traumata aus der Kindheit

Um Traumata aus der Kindheit zu bewältigen, muss die Patientin zuerst ihren gesunden Erwachsenen-Modus stärken und unterstützende Beziehungen auch außerhalb der therapeutischen Beziehung pflegen. Deswegen findet die Bewältigung von Traumata aus der Kindheit gewöhnlich zu einem späteren Zeitpunkt der Therapie statt. Es wird empfohlen, diese Phase der Therapie auch dann durchzuführen, wenn es der Patientin gut geht, sie ihr Trauma scheinbar akzeptiert hat und deshalb die Bewältigung desselben unnötig scheint (s. Abschn. 8.5 »Bearbeitung von Traumata«).

3.8 Veränderung von Verhaltensmustern

Young et al. (2003) nannten diese Phase die längste und wichtigste (s. Abschn. 10.1 »Das Durchbrechen alter Verhaltensmuster«). Auch wenn die Patientin nicht mehr von ständig instabilen Stimmungen beherrscht wird und der gesunde Erwachsenen-Modus sich entwickelt hat, ist die Umsetzung neuer Verhaltensweisen nicht immer leicht.

3.9 Ende der Therapie

Nur wenn die Patientin nicht länger die diagnostischen Kriterien der BPD erfüllt, ein relativ stabiles soziales Netzwerk aufgebaut hat und einen sinnvollen Weg gefunden hat, ihr Leben mit Inhalt zu füllen, kann über eine Beendigung der Therapie nachgedacht werden (s. Abschn. 10.2 »Beendigung der Therapie«). Gleiches gilt, wenn sich für mindestens ein Jahr kein weiterer Fortschritt in der Therapie ergeben hat.

4 Therapeutische Beziehung

Die Entwicklung einer sicheren und auf Vertrauen basierenden Beziehung erfordert viel Zeit, Energie und Einsatz des Therapeuten. Die meisten BPD-Patientinnen haben eine lange Vorgeschichte mit Beziehungen, die von Vernachlässigung, Missbrauch und Ausbeutung geprägt waren. Bedauerlicherweise haben manche dieser Erfahrungen mit Therapeuten oder anderen im Gesundheitswesen tätigen Personen stattgefunden. Aus diesem Grund müssen Therapeuten viel Zeit und Energie auf die Entwicklung einer sicheren, auf Vertrauen basierenden Beziehung verwenden. Einige Patientinnen hatten bei früheren Therapien Schwierigkeiten, eine gute Beziehung zu ihren Therapeuten zu entwickeln und haben die Therapie frühzeitig abgebrochen.

Sehr wichtig für den Therapeuten ist ein hohes Maß an Geduld und die Unterstützung durch eine zuverlässige Supervisions- oder Intervisionsgruppe. Verglichen mit anderen Formen der Psychotherapie erfordert die Schematherapie viel Zeit und persönliches Engagement. Einerseits ist der Therapeut ungewöhnlich stark in die therapeutische Beziehung zu der Patientin eingebunden, er braucht aber andererseits die Fähigkeit, Grenzen zu setzen und dadurch auch die Grenzen der Patientin zu schützen. Dabei hilft es, wenn der Therapeut seine eigenen (dysfunktionalen) Schemata kennt und mit ihnen auf gesunde Weise umgeht. In den folgenden Abschnitten veranschaulichen wir wichtige Bestandteile der therapeutischen Beziehung zwischen der Patientin mit BPD und dem Therapeuten.

4.1 Begrenzte Übernahme einer Elternrolle durch den Therapeuten

Die begrenzte Übernahme einer Elternrolle durch den Therapeuten ist eine eingeschränkte Form der Elternschaft, bei der eine bestimmte therapeutische Haltung die Basis des therapeutischen Prozesses darstellt. Mit anderen Worten geht der Therapeut an die Beziehung heran, als wenn er ein Elternteil der Patientin wäre. Bitte beachten Sie die Worte »als wenn«: Es ist nicht die Absicht der Schematherapie, dass der Therapeut tatsächlich ein Elternteil wird. Vielmehr gibt er angemessene elterliche Reaktionen und Verhaltensweisen modellhaft vor. Der Therapeut beginnt die Therapie in dem Bewusstsein, dass er mindestens drei Jahre (oder wenn nötig mehr) in die Arbeit mit der Patientin investieren wird. In manchen Momenten wird der Therapeut besonders viel Zeit für die Behandlung der Patientin aufbringen müssen, zum Beispiel wenn sie eine Krise erlebt. Bei der Behandlung von BPD-Patientinnen empfehlen wir, dass der Therapeut für die Patientinnen leicht erreichbar bleibt. Therapeuten in der Schematherapiestudie (Giesen-Bloo et al., 2006) gingen so weit, ihre Patientinnen mit der Telefonnummer auszustatten, unter der sie außerhalb der

Sprechzeiten im Falle von Krisen oder Suizidversuchen erreicht werden konnten. Wenn der Therapeut seine Patientin während einer Krise persönlich betreuen kann, wird die Krise schneller überwunden und die Beziehung zwischen Patientin und Therapeut gestärkt. Gegen Ende der Therapie erwähnte Nora, dass das Bewusstsein, ihren Therapeuten im Fall einer Krise kontaktieren zu können, für sie von immenser Wichtigkeit gewesen war. Es gab ihr das Gefühl, umsorgt und geschätzt zu werden. Während ihrer drei Jahre dauernden Therapie kontaktierte Nora ihren Therapeuten zehnmal außerhalb der Sprechzeiten, davon achtmal im ersten Jahr. Indem er die Patientin mit einer Telefonnummer ausstattet, die sie im Fall einer Krise oder eines Suizidversuchs benutzen kann, übernimmt der Therapeut keine 24-Stunden-Versorgung für seine Patientin. Der Therapeut ist zum Beispiel über ein Handy erreichbar, auf dem die Patientin eine SMS hinterlassen kann, welche die Dringlichkeit und Ernsthaftigkeit ihrer Situation beschreibt. Auf diese Weise kann der Therapeut zeitweise nicht erreichbar sein (z. B. in einem Konzert, im Theater, im Bett oder über das Wochenende verreist). Dennoch hat die Patientin die Möglichkeit, ihrem Therapeuten sofort eine Nachricht zukommen zu lassen. Manchen Patientinnen reicht schon die Stimme des Therapeuten auf dessen Anrufbeantworter, um wieder Sicherheit zu gewinnen und die gegenwärtige Krise zu meistern. Wenn in einer akuten Krise, die sofortiges Handeln verlangt, der Therapeut nicht erreichbar ist, hat die Patientin die Möglichkeit, einem Notfallplan zu folgen, der in der ersten Therapiestunde besprochen wird. Dieser Notfallplan umfasst die Telefonnummern von geeigneten Ansprechpartnern, wie rund um die Uhr verfügbaren psychiatrischen Notfallambulanzen und Kliniken, Rettungsdienst, kassenärztlicher Notdienst oder Hausarzt.

Die begrenzte Übernahme einer Elternrolle durch den Therapeuten impliziert, dass der Therapeut seine Aufmerksamkeit auf bisher vernachlässigte Aspekte des Verhaltens der Patientin richtet. Er leistet Hilfestellung, wenn die Patientin unfähig ist, ein Problem anzusprechen, und setzt Grenzen, wenn es nötig ist. Der Therapeut wird mit ihr an der Entwicklung und Verbesserung ihrer Fähigkeiten arbeiten und sie ermutigen, Unabhängigkeit und Verantwortungsbewusstsein zu zeigen. Mit der Zeit wird die Patientin die Rolle des Therapeuten verinnerlichen und gesündere Schemata entwickeln, die ihr beim Aufbau eines neuen Lebens helfen. Der folgende Abschnitt beschreibt die verschiedenen Elemente, die zur begrenzten Übernahme der Elternrolle durch den Therapeuten gehören.

Fürsorgliches Verhalten

Für die Behandlung einer Patientin mit BPD benötigt der Therapeut überdurchschnittlich viel Engagement sowie die Bereitschaft, diese Behandlung über einen langen Zeitraum durchzuführen. Wie bei jeder Eltern-Kind-Beziehung ist das für das Kind nicht immer leicht und angenehm.

Dies wird durch die hohen Erwartungen der Patientin oft noch verstärkt. Da die Grundbedürfnisse der Patientinnen mit BPD während ihrer Kindheit nicht erfüllt wurden, haben sie im Allgemeinen hohe Ansprüche an ihren Therapeuten. Aus diesem Grund legt der Therapeut klar fest, was er für die Patientin tun wird und was nicht. Diese Grenzen werden auf einfache und klare Weise vermittelt (s. »Grenzen-setzen« in diesem Abschnitt). Wie das getan wird, unterscheidet sich von Therapeut zu Therapeut und ist regelmäßig ein wichtiges Thema bei Supervisions- oder Intervisionsgruppentreffen. Therapeuten, die bei der Durchführung dieser anspruchsvollen Therapieform überdurchschnittlich stark motiviert sind, neigen dazu, ihre eigenen Grenzen zu weit zu fassen (oder zu erlauben, dass ihre Grenzen überschritten werden).

In diesen Fällen ist die Gefahr groß, dass der Therapeut in einen Überforderungs- oder Erschöpfungszustand gerät, in seinem Verhalten sinnvolle Grenzen überschreitet oder eine nicht-therapeutische Beziehung mit der Patientin eingeht. Der Therapeut bleibt sich dessen bewusst, dass dies der bereits schwer geschädigten Patientin weiter schaden könnte, da sich die Muster von Verlassenwerden und Missbrauch wiederholen.

Wenn der Therapeut zu dem Schluss kommt, dass er etwas Bestimmtes für die Patientin nicht tun kann oder tun will, sagt er ihr das auf persönliche Weise. Er darf sich nicht hinter den Regeln oder Verordnungen seiner Klinik, seines Instituts oder seiner Praxis verstecken (s. »Empathische Konfrontation« in diesem Abschnitt). Die Frustration, die dadurch hervorgerufen wird, ist ein normaler Teil des therapeutischen Prozesses, genauso wie Frustration ein normaler Prozess bei der Kindererziehung sein kann. Der Therapeut hilft der Patientin beim angemessenen Umgang mit dieser Frustration (s. Kap. 9).

Anleitung und Beratung

So wie Eltern ihre Kinder beraten, gibt auch der Therapeut seiner Patientin Anleitung und Hinweise, um ihre gesunde Entwicklung zu unterstützen. Er interveniert, wenn er glaubt, dass das Verhalten der Patientin ihr möglicherweise schadet. Dies ist der Fall, wenn die Patientin Verhalten zeigt, das mit der Therapie interferiert (z. B. wenn sie mehrere Therapiesitzungen verpasst), oder vermeidet, über relevante Themen zu sprechen. Der Therapeut kann der Patientin dieses Verhalten bewusst machen. Er hilft ihr, die Verbindung zwischen ihrem Verhalten und den verantwortlichen Schema-Modi zu erkennen, und motiviert sie zur Veränderung dieser Verhaltensweisen. Potentiell schädigendes Verhalten außerhalb der Therapie wird ebenfalls angesprochen, weil man sonst Gefahr läuft, dass diese Verhaltensweisen mit den positiven Veränderungen während der Therapiesitzungen interferieren. Beispiele für schädigendes Verhalten sind: Substanzmissbrauch, ungesundes oder unregelmäßiges Essverhalten oder das Fortführen von Beziehungen zu Freunden oder Partnern, welche die Patientin schlecht behandeln oder vernachlässigen. Priorität haben Verhaltensweisen, die das Leben der Patientin oder anderer Menschen gefährden. Der Therapeut erklärt der Patientin, welche Modi zu dem Verhalten führen und wie die Patientin das Verhalten stoppen kann. Er kann mit ihr alternative Verhaltensweisen erarbeiten. Führt dies nicht zu einer akzeptablen Reduktion des Verhaltens, kann der Therapeut auf das Thema »Grenzen-setzen« zurückgreifen (s. »Grenzen-setzen« in diesem Abschnitt). Wenn das schädigende Verhalten identifiziert und beendet wurde, fragt der Therapeut die Patientin so lange danach (z. B. »Treffen Sie sich noch mit XY?«), bis er sich sicher ist, dass das Problem vom Tisch ist.

Wenn die Patientin Probleme mit ihren zwischenmenschlichen Beziehungen hat, versucht der Therapeut zuerst, sich ein Bild von der anderen Person zu machen. Er bittet die Patientin zum Beispiel, ihren Partner zur Therapiesitzung mitzubringen. Bringt die Patientin ihren Partner nicht mit oder lehnt der Partner die Teilnahme an einer Therapiesitzung ab, akzeptiert der Therapeut diese Entscheidung. Er stützt sich dann auf die Informationen der Patientin, um einen Eindruck von der partnerschaftlichen Situation und dem Partner zu bekommen. Ist der Therapeut der Meinung, der Partner habe einen guten Einfluss auf die Patientin, kann er beiden bei der Lösung ihrer Beziehungsprobleme helfen und dabei auch Psychoedukation über Borderline-Persönlichkeitsstörung einsetzen. Indem der Partner genauere Informationen über die BPD erhält, kann ihm der Therapeut helfen, besser zu verstehen, was während schwieriger Phasen geschieht. Zusammen können sie überlegen, wie sie einem Ausufern von Konflikten vorbeugen und Krisen meistern können. Wenn nötig, kann der Partner regelmäßig mitkommen und bei Gesprächen über dysfunktionale Schemata teilnehmen. Manchmal ist es jedoch offensichtlich, dass der Partner nicht im besten Interesse der Patientin handelt und sie verletzen will. Das ist dann besonders deutlich, wenn Missbrauch oder Misshandlungen stattfinden. Die Patientin erlebt dabei erneut die schmerzvollen Probleme ihrer Vergangenheit. Der Therapeut hilft der Patientin, sich zu schützen, und empfiehlt ihr, sich von diesem Partner zu trennen.

Empathische Konfrontation

Die therapeutische Beziehung ist für die Patientin nicht nur ein sicherer Hafen, sondern stellt auch eine Quelle der Veränderung dar. Wenn die Entwicklung einer stabilen und engen Beziehung zwischen Therapeut und Patientin abgeschlossen ist, beginnt der Therapeut, die Patientin mit den Konsequenzen ihres Verhaltens zu konfrontieren. Wichtig ist hierbei, dass der Therapeut über seine eigenen Emotionen spricht, welche die Patientin in ihm durch ihr Verhalten während der Therapie oder durch Beschreibungen ihres Verhaltens außerhalb der Therapie auslöst. Zuerst überprüft er, ob seine Reaktion auf dem Verhalten der Patientin beruht oder ob der Reaktion seine eigenen dysfunktionalen Schemata zugrunde liegen (s. Abschn. 4.2 »Schemata des Therapeuten und Selbstöffnung«). Wenn er sicher ist, dass keine eigenen dysfunktionalen Schemata sein Verhalten bestimmen, konfrontiert er die Patientin auf freundliche, persönliche und doch deutliche Weise. Er stellt sorgfältig klar, dass es das Verhalten der Patientin ist, das er ablehnt und nicht die Patientin als Person. Er versteckt sich nicht hinter abstrakten Regeln und Normen (z. B. Vorschriften der Klinik, in der er arbeitet, oder beruflichen Leitlinien), sondern überbringt der Patientin seine Botschaft auf ehrliche und persönliche Weise.

Beispieldialog: Empathische Konfrontation

T: Nora, Sie verlangen von mir, dass ich die Art, wie Sie sich letzte Woche gegenüber dem Lehrer Ihres Sohnes verhalten haben, unterstütze. Ich habe den Eindruck, dass Sie mich dazu bringen wollen, Sie zu unterstützen und mir nicht erlauben wollen, anderer Meinung zu sein. Das ist sehr mühsam für mich. Es bedeutet, dass ich Ihnen nicht sage, was ich wirklich denke, doch gleichzeitig weiß ich, dass ich Ihnen damit nicht helfe.

P: (aufgebracht) Na toll, also denken Sie auch, dass ich mit dem Lehrer falsch umgegangen bin? Sie halten mich auch für eine Idiotin!

T: Das ist es nicht, was ich sagen will. Was ich gemeint habe, war: Die Art und Weise, mit der Sie mich dazu bringen wollen, die gleiche Meinung wie Sie zu vertreten, hat zur Folge, dass ich mich nicht traue, zu sagen, was ich denke. Das würde uns auf die Dauer auseinanderbringen und ich will nicht, dass das passiert.

P: (schweigt kurz … dann traurig) Vielleicht ist das nicht Ihre Absicht, aber ich habe das Gefühl, Sie lassen mich auch im Stich.

T: Das verstehe ich. Ich glaube, was gerade zwischen uns geschieht, passiert häufig, wenn Menschen Ihnen nicht zustimmen. Sie reagieren sehr abwehrend und fühlen sich abgewiesen. Bevor Sie einen klaren Gedanken fassen können, sind Sie mitten im überkritischen Modus und denken, dass jeder, der Ihnen nicht zustimmt, Sie für eine Idiotin hält und ablehnt. Dennoch verstehe ich Ihr Verhalten. In der Vergangenheit durften Sie keine eigene Meinung vertreten, denn Ihre Mutter hat Sie ständig heruntergeputzt, wenn Sie etwas gesagt haben. Aber jetzt ist es wichtig, dass Sie wahrnehmen, dass die gegenwärtige Situation anders ist. Ich halte Sie weder für dumm noch für einen Idioten. Ich sehe, dass Sie manchmal mit schwierigen Situationen gut umgehen können und manchmal nicht so gut, und ich will Ihnen das auch sagen dürfen. Ich möchte mich nicht gezwungen sehen, Ihnen in allem zuzustimmen. Also würde ich Sie bitten, sich nicht zurückzuziehen oder mich auszuschließen, sondern zu versuchen, das Problem ruhig und entspannt mit mir zu besprechen.

Auf die Konfrontation wird die Patientin möglicherweise emotional reagieren und die Konfrontation als Bestrafung wahrnehmen. In dem Beispieldialog fühlt sich Nora zuerst wütend, wird dann aber traurig. Der Therapeut widmet sich zuerst diesen im Vordergrund stehenden Emotionen. Danach erklärt er, aus welchem Grund er sie mit ihrem Verhalten konfrontiert hat. Nach der Konfrontation besteht die Gelegenheit, mit der Patientin zu analysieren, warum ihr das so häufig passiert und wie ihr Verhalten mit zugrundeliegenden Schemata verbunden ist. Man kann ferner untersuchen, wie sich diese Schemata entwickelt haben und damit anfangen, sie durch funktionale Ansichten und Schemata zu ersetzen. Nora entwickelte schließlich eine neue Überzeugung: »Wenn jemand mir nicht zustimmt, dann vertritt er eben eine andere Meinung. Das bedeutet nicht, dass er mich ablehnt.« Auf diese Weise konnte das zugrundeliegende Schema (»Anderen Menschen ist nicht zu trauen«) langsam durch ein funktionelles Schema abgelöst werden.

Rollenspiele und Rollentausch

Eine andere Möglichkeit, die Patientin mit den Auswirkungen ihres Verhaltens zu konfrontieren, ist das Rollenspiel mit Rollenumkehr. Der Therapeut hat der Patientin bereits erklärt, welche Effekte ihr Verhalten auf ihn hat. Wenn diese Erklärungen wirkungslos bleiben, kann die Rollenumkehr helfen. Der Therapeut schlägt einen Rollentausch vor, steht auf und tauscht seinen Sitzplatz mit dem der Patientin. Der Therapeut kann dann z. B. in einem Rollenspiel die Rolle der Patientin im Selbstschutz-Modus übernehmen und mitteilen, es gäbe nichts zu besprechen und alles sei in bester Ordnung. Die Patientin (jetzt in der Rolle des Therapeuten) überlegt, wie sie den Therapeuten (in der Rolle der Patientin) von der Notwendigkeit eines Gesprächs über dessen Probleme überzeugen kann. Die meisten Patientinnen spielen ihre Rolle als Therapeut sehr gut. Mithilfe dieser Übung wird ihnen klar, was in der Therapiesitzung passiert und warum der Therapeut in seinen Möglichkeiten blockiert ist, Kontakt zu der Patientin herzustellen (in diesem Fall durch den Selbstschutz-Modus der Patientin).

Grenzen-Setzen

Gute Eltern setzen klare Grenzen. Dabei gibt es Dinge, die allgemein nicht zulässig sind, wie Missbrauch, Gewalt oder Suizid. Und es gibt auch persönliche Grenzen. Diese unterscheiden sich von Therapeut zu Therapeut, und so gibt es hierzu keine festen Leitlinien. Der Therapeut gibt aber nur eine begrenzte Zahl von Grenzen vor oder setzt keine Grenzen vorschnell. Es ist besonders wichtig, dann Grenzen zu setzen, wenn das Verhalten der Patientin die Therapie ernsthaft behindert. Am Anfang ist der Therapeut umgänglich und flexibel, weil er an der Entwicklung einer guten therapeutischen Beziehung interessiert ist. Wenn dies erreicht ist, ändert sich die Herangehensweise des Therapeuten schrittweise. Häufige Themen, die den Therapeuten zwingen, Grenzen zu setzen, sind:

► Zu viele Anrufe außerhalb der Therapiesitzungen oder auch zu viele versäumte oder abgesagte Therapiesitzungen.
► Unrealistische Vorstellungen über die Art der therapeutischen Beziehung. Beispielsweise könnte die Patientin erwarten, dass der Therapeut ihr in schwierigen, sehr emotionalen Momenten den Arm um die Schulter legt. Aus der Perspektive des Therapeuten kann dies seine persönlichen Grenzen überschreiten.
► Impulsives oder destruktives Verhalten, z. B. wenn die Patientin den Therapeuten bedroht oder ankündigt, Sachen in seinem Zimmer zu beschädigen, oder droht, sich selbst etwas anzutun.
► Medikamenten- oder Substanzmissbrauch.

Eine detaillierte Auflistung von Beispielen für grenzüberschreitendes Verhalten finden Sie in Tabelle 4.1 auf Seite 38.

Obwohl der Therapeut an ethische Normen, Regeln und Vorschriften seiner Institution und an das Gesetz gebunden ist, setzt jeder Therapeut seine persönlichen Grenzen anders. Eine weibliche Therapeutin wird zum Beispiel weniger Hemmungen haben, ihren Arm um die Schulter einer ebenfalls weiblichen Patientin zu legen. Dennoch sind die persönlichen Vorstellungen sehr unterschiedlich. Die Absprache mit der Supervisions- oder Intervisionsgruppe ist obligat. Einerseits gibt es Therapeuten, die zu wenig Grenzen setzen und damit einer Patientin zu viel Aufmerksamkeit über einen zu langen Zeitraum schenken. Andererseits gibt es Therapeuten, die aus Angst, Grenzen zu setzen, einen zu distanzierten und unbeteiligten Eindruck erwecken. Diese Therapeuten sind häufig besorgt, dass die Patientin zuviel verlangen wird und sie überfordern wird. Hier ergibt sich aus der Unfähigkeit, Grenzen zu setzen, eine suboptimale therapeutische Einstellung.

Eine Supervisions- oder Intervisionsgruppe hat nicht die Aufgabe, ihren Mitgliedern Normen und Werte aufzudrücken. Was ein Therapeut als Überschreitung seiner Grenzen auffasst, kann für einen anderen Therapeuten ganz normal sein. Wichtig ist, dass der Therapeut nichts tut, was ihn selbst überfordert oder was die Patientin überfordert oder ihr schadet.

Der bedeutsamste Grund für das Setzen von Grenzen ist die Sicherheit für Patientin und Therapeut. Wenn keine Grenzen gezogen werden, wird die Patientin, die während ihrer Kindheit viele Grenzüberschreitungen erdulden musste, fortwährend ihre Grenzen testen. Das kann der Patientin schaden, z. B. wenn der Therapeut keine Grenzen bezüglich Selbstverletzung setzt. Auch der Therapeut kann körperlichen und psychischen Schaden nehmen, was die Motivation, die Therapie fortzuführen, stark einschränkt. Auf diese Weise wird die Patientin verlassen und eines ihrer Traumata, für dessen Bewältigung sie nach Hilfe suchte, wiederholt sich innerhalb der Therapie.

Wenn die Beziehung zwischen Therapeut und Patientin zu eng ist, hat der Therapeut Hemmungen, die Patientin zu frustrieren. Folglich baut sie keine Frustrationstoleranz auf. Im schlimmsten Fall verwandelt sich die therapeutische Beziehung in eine Freundschaft, die keinen therapeutischen Effekt mehr hat.

Wenn der Therapeut den Eindruck hat, seine Grenzen werden überschritten, teilt er dies der Patientin sofort auf persönliche, nicht-bestrafende Weise mit. Typischerweise hat die Patientin nicht bemerkt, dass der Therapeut mit ihrem Verhalten Probleme hat. Die Patientin hat ein ähnliches Verständnis wie ein Neugeborenes, das auch noch nicht weiß, was seine Eltern ihm erlauben oder nicht erlauben werden. Nachdem der Therapeut der Patientin die Situation erklärt hat, gibt er ihr die Gelegenheit, ihr Verhalten zu ändern. Meist genügt diese Art der Grenz-Setzung, um weiteren Grenzüberschreitungen vorzubeugen.

Beispieldialog: Grenzen-Setzen

Da Nora oft fünf bis zehn Minuten zu spät zur Therapiesitzung kam, fühlte sich ihr Therapeut gehetzt. Eine Therapiesitzung reichte schon so kaum aus, um alles Wichtige zu besprechen. Um trotzdem allen bedeutsamen Themen gerecht zu werden, verlängerte er die Therapiesitzungen mit Nora, konnte dann aber seinen nächsten Termin erst mit Verspätung beginnen. Er bemerkte, dass diese Lösung ihn belastete und dass seine Therapiesitzungen an Qualität verloren. Er beschloss diesen Punkt anzusprechen, wenn Nora sich das nächste Mal verspätete.

T: Nora, in der letzten Zeit waren Sie immer fünf bis zehn Minuten zu spät dran. Das stört mich, weil ich dann das Gefühl habe, gehetzt arbeiten zu müssen.

P: Ja, heute habe ich mich verspätet, aber mir war nicht klar, dass das so oft passiert.

T: Es ist möglich, dass Sie es nicht gemerkt haben. Vielleicht, weil ich zugelassen habe, unsere Therapiesitzung dann zu überziehen. Das stresst mich, weil ich dann aufpassen muss, meinen nächsten Termin nicht viel zu spät zu beginnen.

P: Ich verstehe, dass es Sie ärgert. Das liegt am Bus. Wenn er pünktlich kommt, bin ich auch pünktlich.

T: Auf Busse ist nicht immer Verlass, sie sind nicht immer pünktlich. Ich verstehe, dass Ihnen Ihre Verspätung nicht bewusst ist. Ich würde Sie bitten, das nächste Mal pünktlich zu sein. Dann bin ich nicht gestresst, kann Ihnen mehr Aufmerksamkeit widmen und muss nicht ständig auf die Uhr schauen.

P: Ich sehe zu, dass ich das nächste Mal den früheren Bus kriege.

Sobald die Grenzen gesetzt wurden, bespricht der Therapeut mit der Patientin, in welchem Modus sie sich befindet. Nora im bestrafenden Modus würde so antworten: »Ich habe wieder einen riesigen Fehler gemacht. Deshalb verdiene ich es, jetzt bestraft zu werden.« Die kleine Nora wäre verängstigt und die wütende Nora wäre außer sich vor Zorn, weil sie sich schon wieder ungerecht behandelt fühlt. Nora im Selbstschutz-Modus würde wahrscheinlich zur nächsten Therapiesitzung nicht erscheinen. Der Therapeut kann pro Modus ein oder zwei mögliche Reaktionen mit der Patientin besprechen (s. Kap. 9). Der Therapeut diskutiert auch mit der Patientin, welcher Modus dazu geführt hat, dass die Grenze überschritten wurde. Erscheint Nora trotz bester Absichten weiterhin zu spät zu Therapiesitzungen, könnte es sein, dass sie im Selbstschutz-Modus versucht, die Therapiesitzungen möglichst kurz zu halten und eine Konfrontation mit schmerzhaften Themen zu vermeiden.

Leider ist es nicht unkompliziert, Grenzen zu setzen. Ein schrittweises, planvolles Vorgehen ist hilfreich. Dies beinhaltet die Festlegung, welche Grenzen gesetzt werden, woran sie festgemacht werden und welche Sanktionen im Falle der Nichteinhaltung erfolgen.

Die verschiedenen Schritte werden in der folgenden Übersicht beschrieben. Das Wort »Konsequenz« könnte mit Bestrafung assoziiert werden. Hier wird es in der eigentlichen Wortbedeutung genutzt und hat nichts mit Bestrafung zu tun. Brauchbare Konsequenzen sind direkte und durchführbare Folgen der Grenzüberschreitung.

Schritte beim Setzen von Grenzen

1. Erklären Sie die Regel; legen Sie Ihre persönlichen Gründe offen.
   Wenn die Patientin die Regel erneut missachtet
2. Wiederholen Sie die Regel; zeigen Sie Ihre Emotionen in niedriger Ausprägung; wiederholen Sie Ihre persönlichen Gründe.
   Wenn die Patientin die Regel erneut missachtet
3. Wie oben; kündigen Sie Konsequenzen an (Konsequenzen werden noch nicht ausgeführt!).
   Wenn die Patientin die Regel erneut missachtet
4. Lassen Sie die Konsequenz wirksam werden.
   Wenn die Patientin die Regel erneut missachtet
5. Wie oben; kündigen Sie stärkere Konsequenzen an.
   Wenn die Patientin die Regel erneut missachtet
6. Lassen Sie die stärkeren Konsequenzen wirksam werden.
   Wenn die Patientin die Regel erneut missachtet
7. Kündigen Sie eine Therapiepause an, damit die Patientin ihr Verhalten überdenken kann.
   Wenn die Patientin die Regel erneut missachtet
8. Pausieren Sie mit der Therapie, damit die Patientin überlegen kann, ob sie die Therapie mit der vorgenommenen Grenz-Setzung fortsetzen will.
   Wenn die Patientin die Regel erneut missachtet
9. Kündigen Sie das Ende der Therapie an.
   Wenn die Patientin die Regel erneut missachtet
10. Beenden Sie die Behandlung und überweisen Sie die Patientin an einen anderen Therapeuten.

Grenzen-Setzen ist ein Prozess, der sich entwickelt und der Patientin die Möglichkeit gibt, ihr Verhalten zu ändern. Deswegen werden alle nötigen Schritte in der Übersicht beschrieben. Die schwerste Konsequenz wäre die Beendigung der Therapie. Die Konsequenzen nehmen in ihrem Schweregrad konstant zu, geben der Patientin aber immer die Möglichkeit, ihr Verhalten zu ändern. Zum Beispiel ist die Absage einer Therapiesitzung nicht als Konsequenz für wiederholtes Zuspätkommen geeignet. Dies wäre eine sehr schwere Sanktion und gäbe der Patientin keine Möglichkeit, ihr Verhalten zu ändern. Angemessene Schritte und Sanktionen werden in Tabelle 4.1 aufgeführt.

Tabelle 4.1 Mögliche Konsequenzen bei Verletzungen von Grenzen

Typische Missachtung von Grenzen	Mögliche angemessene Konsequenzen
Verpasste Therapie-sitzungen	Reduzieren Sie den Kontakt außerhalb der Therapie. Begrenzen Sie die nächste Therapiesitzung auf das Thema »verpasste Therapiesitzungen«. Lassen Sie die Therapiesitzung für eine Woche ausfallen.
Verspätungen	Verspätungen dürfen nicht mit einer verlängerten Therapiesitzung kompensiert werden. Verkürzen Sie die Therapiesitzung um die Zeit der Verspätung. Begrenzen Sie die Therapiesitzung auf eine zehnminütige Diskussion zum Thema »Verspätungen«
Zu viel (Telefon-)Kontakt außerhalb der Therapie-sitzung	Begrenzen Sie Ihre Verfügbarkeit außerhalb der Therapiesitzung auf eine bestimmte Uhrzeit. Begrenzen Sie die Dauer eines Telefongesprächs auf ein paar Minuten. Begrenzen Sie die Zeiten, zu denen Sie erreichbar sind, auf eine bestimmte Anzahl pro Woche.
Aggressives Verhalten gegenüber dem Therapeuten	Bitten Sie die Patientin, damit aufzuhören. Bitten Sie die Patientin, ihre Ausdrucksweise zu verbessern. Bitten Sie die Patientin, das Zimmer zu verlassen und erst zurückzukehren, wenn sie ihr aggressives Verhalten unter Kontrolle hat. Verlassen Sie für einen Moment das Zimmer.
Substanzmissbrauch (Drogen oder Alkohol)	Vereinbaren Sie eine Reduktion des Gebrauchs auf ein normales Niveau. Erlauben Sie während der Therapiesitzung nur Diskussionen zum Thema »Substanzmissbrauch«. Begrenzen Sie die Therapiesitzung auf eine zehnminütige Diskussion zum Thema »Substanzmissbrauch« und wiederholen Sie die Vereinbarung über den Gebrauch auf normalem Niveau.

▶

Tabelle 4.1 (Fortsetzung)

Typische Missachtung von Grenzen	Mögliche angemessene Konsequenzen
	Einweisung der Patientin in eine Klinik zum Drogen- und Alkoholentzug; Fortsetzung der Therapie mit niedrigerer Frequenz. Beenden Sie die Therapie.
Medikamentenmissbrauch	Vereinbaren Sie eine Reduktion des Gebrauchs auf ein normales Niveau. Begrenzen Sie den Zugang zur Verschreibung der Substanz. Die Patientin muss sich ihre Medikamente täglich bei einem Betreuer abholen.
Herausforderndes oder provokatives Verhalten	Bitten Sie die Patientin, weniger herausfordernd aufzutreten (z. B. sich die Bluse zuzuknöpfen). Verändern Sie Ihre Sitzposition, um die Patientin nicht direkt anzusehen. Bitten Sie die Patientin, sich zu Hause umzuziehen und später wiederzukommen.
Unangemessene Geschenke	Geben Sie das Geschenk zurück. Machen Sie der Patientin deutlich, dass Sie das Geschenk das nächste Mal wegwerfen, und geben sie ihr das Geschenk zurück. Werfen Sie das Geschenk weg. Bitten Sie die Patientin, ihr Geschenk wieder mit nach Hause zu nehmen.

Der Therapeut darf Sanktionen erst anwenden, wenn die Patientin zuerst die Möglichkeit hatte, ihr Verhalten zu ändern und die gesetzten Grenzen einzuhalten. Wenn dies nicht ausreicht, darf auf die Sanktion aber nicht verzichtet werden. So wie Eltern konsequent Sanktionen während der Kindeserziehung durchsetzen, so handelt auch der Therapeut konsequent. Dies nicht zu tun, führt genau wie bei Kindern zu mehr grenzüberschreitendem Verhalten.

Führen die Konsequenzen nicht zu einer Verbesserung, gibt eine Therapiepause der Patientin Zeit zum Nachdenken und zur Entscheidung, ob sie mit der Therapie fortfahren will. Häufig ist die Durchführung der Konsequenzen unnötig, da die meisten Patientinnen ihr Verhalten ändern, sobald sie darauf aufmerksam gemacht wurden. Nur sehr selten ist es erforderlich, die Therapie abzubrechen.

In der täglichen Praxis warten die meisten Therapeuten zu lange, bis sie Grenzen setzen. Ein Therapeut, der nicht zeitig genug Grenzen setzt, wird insgeheim die Patientin für seine eigene Unzufriedenheit verantwortlich machen, gereizt auf Grenzüberschreitungen reagieren und sich emotional von ihr entfernen. Auch das kann ein Grund für ein vorzeitiges Ende der Therapie sein.

4.2 Schemata des Therapeuten und Selbstöffnung

Die Schematherapie erfordert eine langdauernde therapeutische Beziehung mit Patientinnen, die nicht nur selbst intensive Emotionen erleben, sondern auch bei Menschen in ihrem Umfeld intensive Emotionen auslösen. Aus diesem Grund ist es von größter Bedeutung, dass der Therapeut eine gute Fähigkeit zur Selbstreflexion hat und sich bewusst ist, wann Verhalten anderer Personen seine eigenen dysfunktionalen Schemata aktiviert. Es ist vorstellbar, dass der Therapeut nicht mit solchen Aspekten konfrontiert wird, wenn er ausschließlich symptom-fokussierte Kurzzeittherapien durchführt. Da die therapeutische Beziehung ein wichtiges Mittel der Veränderung bei der Schematherapie ist, ist Selbsterfahrung und Selbstreflexion essentiell. Wir werden dieses Thema nicht weiter ausführen. Für die erfolgreiche Durchführung der Schematherapie ist die Kenntnis der Literatur (z. B. Beck et al., 2004; Burns & Auerbach, 1996; Young & Klosko, 1994), Selbsterfahrung und eine unterstützende Supervisionsgruppe notwendig oder hilfreich.

Es gibt eine Reihe weiterer Fallen, wenn man es mit eigenen Schemata zu tun hat. Diese sind im Folgenden aufgelistet. Das zugehörige Schema oder die zugehörigen dysfunktionalen Bewältigungsstrategien des Therapeuten werden in der Klammer nach jedem Problem aufgeführt (s. auch Anhang I):

► Zu viel Zeit verstreichen lassen, bis Grenzen festgelegt werden, oder zu wenig Grenzen setzen oder zu viel Zeit mit der Patientin außerhalb von Therapiesitzungen verbringen (Suche nach Anerkennung durch die Patientin, Selbstaufopferung).

► Denken, dass man sich nicht genügend angestrengt hat (unerbittliche Ansprüche), überkritische Haltung (negatives Hervorheben), Versagens-Schema (Erfolglosigkeit).

► Ausgefallene Therapiesitzungen nicht ansprechen (Schema-Vermeidung des Therapeuten gegenüber Schemata wie Verlassenwerden und emotionale Deprivation (emotionale Vernachlässigung). Möglicherweise hat der Therapeut Angst, die Patientin könnte die Therapie gänzlich abbrechen, wenn er das Thema erwähnt. Von der Patientin verlassen zu werden, könnte er nicht akzeptieren.)

► Starke Emotionen nicht artikulieren (Verletzbarkeit oder emotionale Gehemmtheit).

► Missbrauch der Patientin, um eigene Defizite auszugleichen, zu neutralisieren oder zu verleugnen (emotionale Deprivation, Abhängigkeit oder Anspruchshaltung).

► Sich unberührt und teilnahmslos zeigen, wenn die Patientin Unterstützung und Verständnis benötigt (emotionale Hemmung).

► Überkritische Reaktion, wenn die Patientin Fehler macht (unerbittliche Ansprüche, Bestrafungsneigung, Negativität).

Besonders das Vorhandensein der letzten drei Punkte würde zeigen, dass diese Therapeuten für die Schematherapie ungeeignet sind. Patientinnen mit Borderline-Persönlichkeitsstörung haben während ihrer Kindheit oft zu wenig Verständnis und Unterstützung bekommen. Deshalb benötigen sie besonders viel davon von ihrem Therapeuten. Ein Therapeut, der eine überkritische Haltung einnimmt oder die Patientin missbraucht, verstärkt den bestrafenden Modus und kann dem Modus des verlassenen Kindes nicht genügend emotionale Unterstützung bieten.

Wird dem Therapeuten bewusst, dass er bei bestimmten Patientinnen Probleme mit der Aufrechterhaltung einer guten und gesunden therapeutischen Beziehung hat, hilft die Durchführung einer Funktionsanalyse zur therapeutischen Beziehung (s. Abb. 4.1).

Der Therapeut sucht ein Gleichgewicht zwischen engem Kontakt, Befriedigung der Bedürfnisse der Patientin im Rahmen der Notwendigkeiten der Therapie und gleichzeitig einer gesunden Distanz zu seiner Patientin. Entwickelt sich die Beziehung zu distanziert, lässt sich der Kontakt gut verbessern, indem der Therapeut der Patientin etwas von sich selbst erzählt. Dies kann zu einem angemessenen Moment während der Therapie stattfinden und behandelt ein Thema, das der Therapeut selbst erlebt, aber auch bewältigt hat. Auf diese Weise kann die Selbstöffnung des Therapeuten,

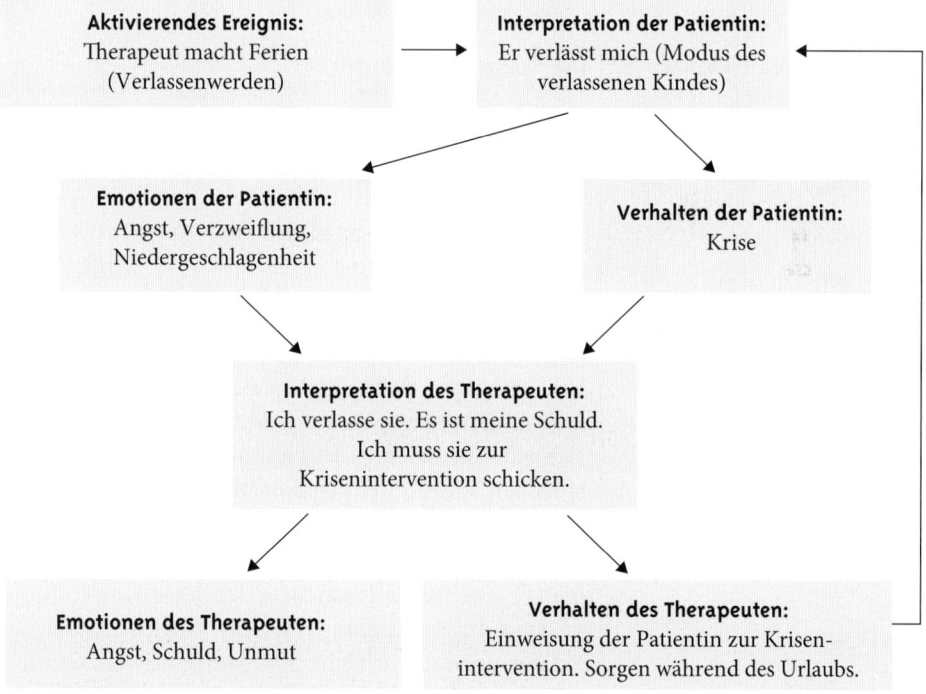

Abbildung 4.1 Beispiel für eine funktionale Analyse der Interaktion zwischen Therapeut und Patientin (aus der Perspektive des Therapeuten)

darüber wie er sich in einer schwierigen Situation seines eigenen Lebens verhalten hat, den therapeutischen Prozess voranbringen. Der Therapeut geht mit einem Beispiel voran und verändert die Perspektive der Patientin, indem er ihr zeigt, dass die Überwindung von Schwierigkeiten keine Unmöglichkeit ist.

4.3 Kognitive Techniken und die therapeutische Beziehung

Wenn in einer therapeutischen Beziehung deutlich wird, dass die Patientin gewisse dysfunktionale Kognitionen bezüglich des Therapeuten (»Er denkt, ich bin eine Heulsuse«) oder der Therapie (»Ich hätte diese Therapie vor langer Zeit beenden sollen«) hat, die wiederholt auftreten, wird dies nach Möglichkeit mit einer kognitiven Herangehensweise besprochen (s. Kap. 6). Die Patientin setzt sich mit diesen Themen auseinander, indem sie ihre Kognitionen während und außerhalb der Therapiesitzungen kritisch überprüft. Während der Therapiesitzung kann die Patientin überprüfen, ob ihre Gedanken über den Therapeuten der Realität entsprechen. Dies erfordert vom Therapeuten, dass er bei seinen Antworten so transparent wie möglich ist und nicht nur nachfragt, warum die Patientin solche Gedanken über ihn hat (s. Tab. 4.2).

Tabelle 4.2 Kognitionstagebuch zur therapeutischen Beziehung

Aktivierendes Ereignis	Der Therapeut gähnt
Emotion	Angst
Gedanken	Er denkt, ich bin eine langweilige Heulsuse.
Verhalten	Ich werde nichts mehr sagen.
Kritische Überprüfung meiner Gedanken	Was beweist, dass er mich für langweilig hält? Er gähnt. Irgendwelche anderen Indizien? Er hat gerade auf die Uhr geschaut. Welche andere Erklärung gibt es hierfür? Er sieht immer mehrmals in der Therapiesitzung auf die Uhr, weil er sicherstellen möchte, dass ich über alles Wichtige sprechen kann. Aber gegähnt hat er bisher noch nie. Vielleicht ist er müde, immerhin hat er bald Urlaub. Was, wenn er mich wirklich für langweilig hielte? Was würde geschehen? Ich habe Angst, dass er dann die Behandlung abbricht. Angesichts der Erfahrungen, die ich mit ihm gemacht habe, würde ich ihm das zutrauen? Nein, wenn ich ihn nach

Tabelle 4.2 (Fortsetzung)

Aktivierendes Ereignis	Der Therapeut gähnt
	seiner Meinung frage, hat er noch nie gesagt, dass er mich langweilig findet oder daran denkt, die Therapie zu beenden. Er hat mal erwähnt, dass ich manche Sachen zu detailliert wiedergebe. Vielleicht tue ich genau das gerade. Das bedeutet nicht, ich bin langweilig, sondern meine Geschichte zieht sich in die Länge.
Welcher Modus ist der Grund für diese Gedanken?	Der bestrafende Modus bedingt, dass ich denke, es sei mein Fehler und ich sei langweilig. Der Selbstschutz-Modus bedingt, dass ich nicht mehr mit ihm sprechen will.
Erwünschtes Verhalten	Wie könnte man die Situation anders betrachten? Ich kann gar nicht wissen, was er denkt, wenn er gähnt. Es ist unnötig, automatisch anzunehmen, ein Gähnen sei die Folge meines Verhaltens. Wie könnte man die Situation besser lösen? Ich könnte ihn einfach fragen, was er von mir hält und ob er denkt, ich sei langweilig.
Emotion	Erleichterung

4.4 Verhaltensbezogene Therapietechniken und die therapeutische Beziehung

Verhaltensbezogene Therapietechniken wie die Verstärkung von erwünschtem Verhalten (besonders therapieförderndem Verhalten) während und außerhalb der Therapiesitzungen sind wichtige Elemente der Schematherapie.

Beispiel für Verhaltenstechniken und die therapeutische Beziehung
Nora neigte dazu, aus dem Fenster zu blicken, wenn sie über Sachen sprach, für die sie sich schämte. Aus diesem Grund entging ihr die Wahrnehmung wichtiger Informationen, insbesondere das non-verbale Verhalten des Therapeuten. Obwohl sie keine ablehnende Haltung in seiner Stimme wahrnahm, hatte sie Angst, diese in seinem Gesicht zu sehen, falls sie hinschauen würde.
Er schlug vor, sie solle ihn öfter ansehen und überprüfen, ob ihre Vermutung mit der Realität übereinstimmte. Nach einiger Zeit schaffte sie es, den Therapeuten öfter anzusehen, und wagte, mehr von sich zu erzählen.

Der Therapeut kann die Patientin ermutigen, Verhaltensexperimente während der Therapiesitzung an ihm zu erproben.

> **Beispiel für ein Verhaltensexperiment in der therapeutischen Beziehung**
> Ab und zu testete Nora ihren Therapeuten, ob er negativ reagierte, wenn sie vorgab, etwas nicht zu verstehen. Dies tat sie, ohne dem Therapeuten davon zu berichten. Erst nachdem sie sicher war, dass die befürchtete Ablehnung nicht eintrat, erzählte sie ihrem Therapeuten von dem kleinen Experiment und war von dem Ergebnis selbst überrascht. Sie wollte mit Sicherheit wissen, dass der Therapeut sie nicht für dumm hielt.

Das Verhalten des Therapeuten während der gesamten Therapie ist ein Rollenmodell für die Patientin. Der Therapeut ist ihr Modell für gesundes Verhalten. Im guten Fall ist er ein Beispiel für respektvolles, transparentes, ehrliches, interessiertes, nicht-bewertendes, vertrauenswürdiges und ausgeglichenes Verhalten. Ziel der Patientin ist es, verschiedene Aspekte des Verhalten des Therapeuten annehmen, um sich zu einem gesunden Erwachsenen zu entwickeln.

4.5 Zusammenfassung

Die Schaffung einer sicheren therapeutischen Beziehung ist ein zentraler Punkt der Schematherapie. Auch während der Anwendung von erlebnisorientierten, kognitiven und verhaltensorientierten Techniken fährt der Therapeut mit dem beschriebenen Stil der begrenzten Übernahme einer Elternrolle fort. Immer wieder wird er spezifische Probleme mit einer spezifischen Technik angehen. Er wird dies auf freundliche und bestimmte Weise tun, genauso, als hätte er ein Kind vor sich, dem er etwas beibringen will. Er variiert verschiedene Techniken, um die Patientin nicht zu überrollen, aber andererseits nicht zu unterfordern. Wenn zum Beispiel durch Imaginationsübungen starke Emotionen hervorgerufen wurden, ist es gut und einfühlsam, sich in der nächsten Sitzung etwas mehr Zeit zu nehmen, um die Erlebnisse aus vorangegangen Therapiesitzungen zu besprechen und sie einzuordnen.

In den folgenden Kapiteln werden die verschiedenen Therapietechniken besprochen: erlebnisorientierte Techniken in Kapitel 5, kognitive Techniken in Kapitel 6, verhaltensbezogene Techniken in Kapitel 7 und spezifische Methoden und Techniken in Kapitel 8. Die Zuordnung dieser Techniken zu verschiedenen Schema-Modi erfolgt in Kapitel 9.

5 Erlebnisorientierte Techniken

Therapeutische Interventionen, die sich direkt auf Emotionen richten (s. Tab. 3.1 auf S. 19) – sie werden als »erlebnisorientierte Techniken« bezeichnet –, spielen eine wichtige Rolle in der Behandlung der Borderline-Persönlichkeitsstörung mit Schematherapie. Die meisten dieser Techniken können sowohl auf gegenwärtige Situationen als auch auf vergangene Erfahrungen der Patientin angewendet werden.

Die folgenden Abschnitte befassen sich mit der Bearbeitung traumatischer Erlebnisse in der Imagination (imagery rescripting) und der Aufarbeitung der persönlichen Vergangenheit mit Rollenspielen. Sie basieren auf einer Arbeit von Arntz und Weertman (1999).

5.1 Grundlagen der Bearbeitung traumatischer Erlebnisse in der Imagination

Während einer Imaginationsübung versucht die Patientin eine bestimmte Situation in ihrer Vorstellung wiederaufleben zu lassen. Sie erinnert sich daran, was passierte, welche interpersonelle Interaktion stattfand und welche Emotionen sie empfand. Eine »Bearbeitung« (rescripting) wird später hinzugefügt, wenn die Patientin oder der Therapeut den Eindruck haben, dass einige Aspekte der Situation einer Veränderung bedürfen.

Anwendungsbereiche und Ziele der Imaginationsübungen

Am Anfang der Therapie können Imaginationsübungen dabei helfen, Verbindungen zwischen aktuellen Schemata und Erlebnissen der Vergangenheit herzustellen. Wenn die Therapie fortschreitet und eine sichere therapeutische Beziehung aufgebaut wurde, kann eine Bearbeitung von Erlebnissen in der Imagination in folgenden Situationen angewandt werden:

▶ Situationen, in denen emotionaler, körperlicher oder sexueller Missbrauch stattfand (Dies beinhaltet auch traumatische Situationen mit Gleichaltrigen)
▶ Situationen, in denen die emotionalen, körperlichen oder entwicklungsbedingten Bedürfnisse nicht erfüllt wurden
▶ Beschneidung der Autonomie und der Möglichkeit, Emotionen auszudrücken
▶ Situationen, in denen die Patientin zwischen den Eltern vermitteln musste, für einen oder beide Eltern sorgen musste, oder gegenüber Geschwistern Verantwortung im Sinne einer Elternrolle übernehmen musste (Parentifizierung)

Eines der wichtigen Ziele der Erlebnisbearbeitung in der Imagination besteht darin, dass die Patientin erkennt, dass die Situation, in der sie aufwuchs, »falsch« war und nicht sie selbst. Ein weiteres wichtiges Ziel ist die emotionale Verarbeitung traumatischer Erlebnisse. Die von der Patientin in den unangemessenen Situationen entwickelten Schemata sollen langsam durch gesunde Schemata ersetzt werden. Beachten Sie, dass die Bearbeitung traumatischer Ereignisse in der Imagination (imagery rescripting) etwas anderes ist als die »Exposition in sensu«, eine bekannte Behandlungstechnik bei der Posttraumatischen Belastungsstörung (PTSD). Bei der Bearbeitung traumatischer Ereignisse in der Imagination wird die Exposition gegenüber den besonders traumatischen Momenten auf ein Minimum reduziert. Der wichtigste Aspekt ist die aktive Veränderung der Situation in der Imagination.

Durch die Bearbeitung traumatischer Ereignisse in der Imagination kann die Patientin im Modus des verlassenen Kindes beschützt und getröstet werden und der bestrafende Modus kann neutralisiert werden. Die Patientin im Modus des wütenden Kindes kann ihre Wut über die vielen Verletzungen ihrer Rechte ausdrücken. Die Patientin im gesunden Erwachsenen-Modus kann lernen, aktiv zu reagieren, wenn sie sich an Situationen erinnert, in denen sie als Kind unangemessen behandelt wurde.

Die Bearbeitung traumatischer Erlebnisse in der Imagination hilft der Patientin, sich ihrer Emotionen und Bedürfnisse bewusst zu werden und mit ihnen besser umzugehen. Sie beginnt Menschen, denen sie vertraut, um Hilfe und Unterstützung zu bitten. Die Bearbeitung traumatischer Erlebnisse in der Imagination führt manchmal zu überraschend schnellen Veränderungen. Häufig ist es aber notwendig, sie wiederholt und mit verschiedenen Situationen und Erinnerungen anzuwenden, um eine bleibende Veränderung zu gewährleisten.

Abbildung 5.1 zeigt verschiedene Start- und Abzweigungsmöglichkeiten für Imaginationsübungen, in Abhängigkeit davon, was in der Therapie im jeweiligen Moment benötigt wird.

Imaginationsübungen können initiiert werden, wenn die Patientin über eine unangenehme Situation berichtet, die vor kurzem stattgefunden hat. Der Therapeut schlägt der Patientin zunächst vor, sich einen sicheren Ort (safe place) vorzustellen, und fährt danach mit dem unangenehmen Erlebnis fort. Es ist aber auch möglich, direkt mit der unangenehmen Erfahrung zu beginnen. Im Folgenden wird eine Brücke zur Vergangenheit der Patientin geschlagen. Der Therapeut kann ebenfalls vorschlagen, direkt zu einer unangenehmen Situation in der Vergangenheit der Patientin

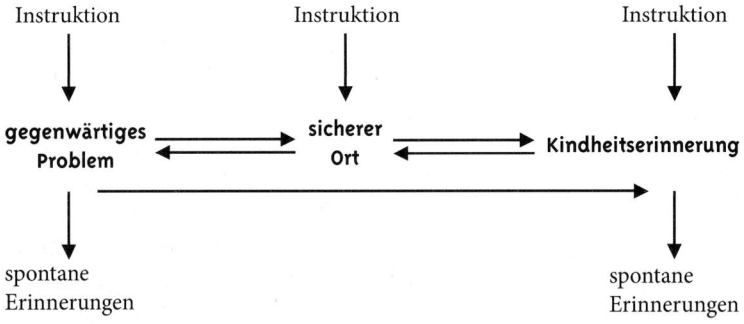

Abbildung 5.1 Ausgangspunkte für Imaginationsübungen

zurückzugehen, wenn er von der Existenz einer solchen Situation aus der Anamnese der Patientin weiß. Der primäre Fokus ist dabei der Typus der (traumatischen) Erfahrung, der bei der Bildung von dysfunktionalen Schemata eine wichtige Rolle gespielt hat.

Imagination eines sicheren Ortes

Eine gute Einführung in Imaginationsübungen ist die Imagination eines sicheren Ortes. Auf diese Weise erwirbt die Patientin Übung mit Imaginationen. Gleichzeitig schafft sie sich einen imaginären sicheren Ort, an den sie jederzeit zurückkehren kann, wenn eine andere Imaginationsübung zu intensiv wird oder unangenehme Emotionen hervorruft. Bitten Sie die Patientin, ihre Augen zu schließen oder – wenn das unangenehm ist – einen Punkt am Fußboden zu fixieren. Dann bitten Sie die Patientin, sich einen sicheren Ort vorzustellen. Dies kann ein realer Platz sein, an dem die Patientin war oder den sie kennt, oder ein Platz in ihrer Phantasie. Wenn die Patientin keinen sicheren Platz kennt, kann der Therapeut Vorschläge machen, z. B. ein Platz in freier Natur oder ein Ort, der im Eingangsinterview erwähnt wurde und bei dem der Therapeut denkt, dass die Patientin sich dort vermutlich sicher fühlt. Manchen Patientinnen fällt kein sicherer Ort ein, da aus ihrer Sicht die Welt extrem gefährlich ist und es keinen sicheren Hafen gibt. In diesem Fall ist es für die Patientin fast unmöglich, sich einen sicheren Ort vorzustellen. Für solche Patientinnen ist die Entwicklung einer starken, therapeutischen Beziehung von äußerster Wichtigkeit. Der Therapeut stellt während der Imaginationsübung durch seine Interventionen aktiv Sicherheit her. Die Imagination einer sicheren Situation ist keine Grundvoraussetzung für andere Formen von Imaginationsübungen. Falls die Patientin keinen sicheren Ort imaginieren kann, erklärt der Therapeut ihr diesen Zusammenhang und fährt mit der Suche nach negativen Kindheitserinnerungen fort.

Imaginationsübungen bei der Suche nach den Entstehungsbedingungen für Modi

In der ersten Phase der Therapie wird nach den Entstehungsbedingungen der Modi mithilfe von Imaginationsübungen gesucht, ohne dass die Situationen aktiv bearbeitet werden. Man beginnt zum Beispiel mit der Vorstellung eines sicheren Ortes. Dann kann der Therapeut die Patientin bitten, diese Vorstellung loszulassen und sich eine unangenehme Situation ihres gegenwärtigen Lebens vorzustellen. Es ist ebenfalls möglich, direkt mit der unangenehmen Situation zu beginnen. Die Patientin wird gebeten, den mit der Situation verbundenen unangenehmen Emotionen besondere Aufmerksamkeit zu schenken. Dann soll sie die Vorstellung loslassen, aber bei den mit der Situation assoziierten Emotionen bleiben. Der Therapeut fragt die Patientin, ob sie diese Emotion als Kind erlebt hat. Er instruiert die Patientin, die Emotion festzuhalten und zu warten, bis eine spezifische Erinnerung auftaucht. Die Patientin sollte auf eine spontane Assoziation warten und weniger systematisch nach einer Erinnerung suchen. Die

▶

Patientin wird dann gebeten, die Kindheitssituation so detailliert wie möglich beschreiben. Wenn das Bild klar und detailliert genug erscheint, kann sie zu ihrem sicheren Ort zurückkehren oder ihre Augen öffnen. Von großer Bedeutung ist, dass die Patientin die Situation so real wie möglich erlebt, so als wenn sie sich erneut ereignen würde. Der Therapeut bittet sie, die Gegenwartsform zu nutzen und die Situation so detailreich wie möglich zu imaginieren. Durch direkte und konkrete Fragen unterstützt der Therapeut die Patientin und hilft, die Situation so deutlich und konkret wie möglich zu machen (s. Phase 1 in Tabelle 5.1 auf S. 50). Anschließend wird der Zusammenhang zwischen dem Vorkommen eines Modus im Hier und Jetzt (z. B. bestrafender Modus) und einem (traumatischen) Erlebnis in der Vergangenheit der Patientin hergestellt.

Eine Variante dieses Vorgehens ist es, die gegenwärtige unangenehme Situation zu überspringen und direkt eine Erinnerung aus der Kindheit der Patientin zu finden. Ein Beispiel für diese Methode ist, die Patientin zu bitten, sich die kleine Nora zusammen mit ihrer Mutter vorzustellen. »Schauen Sie auf Ihre Mutter! Was passiert? Wie fühlen Sie sich?«

Beispieldialog zur Suche nach den Entstehungsbedingungen für Modi
T: Schließen Sie Ihre Augen und stellen Sie sich einen sicheren Ort im Hier und Jetzt vor.
P: Ich sehe mich auf dem Sofa sitzen, die Katze auf dem Schoß.
T: Sie sitzen auf dem Sofa mit der Katze auf dem Schoß. Wie fühlen Sie sich?
P: Gut und entspannt. Ich habe keinerlei Verpflichtungen.
T: OK, konzentrieren Sie sich auf dieses Gefühl.
  (kurze Stille)
T: Lassen Sie dieses entspannte Gefühl los und denken Sie an eine unangenehme Situation im Hier und Jetzt.
P: Ich habe vergessen, meinem Chef einen wichtigen Brief zu geben. Er sah aus, als wenn er sehr böse wäre.
T: Welche Emotion haben Sie jetzt?
P: Ich habe Angst.
T: Was passiert jetzt?
P: Ich entschuldige mich und sage, dass viele Leute angerufen haben und ich sehr beschäftigt war. Er winkt nur ab und beginnt den Brief zu lesen.
T: Was denken oder fühlen Sie jetzt?
P: Ich bin dumm, unterlegen, schlecht.
T: Halten Sie dieses Gefühl und diese Gedanken fest, aber lassen Sie Ihre Vorstellung los. Vielleicht taucht eine Erinnerung aus Ihrer Kindheit auf, in der Sie die gleiche Erfahrung gemacht haben.
P: Ich weiß es nicht.

▶

T: Bleiben Sie bei dem Eindruck, dumm und unterlegen zu sein. Sie brauchen nicht aktiv nach einer bestimmten Erinnerung suchen, sie kommen mit der Zeit von allein. Aber halten Sie diesen Eindruck, dumm und unterlegen zu sein, fest.

P: Jetzt kann ich mich an eine Situation in der Schule erinnern. Ich habe etwas, was die Lehrerin erklärt hat, nicht verstanden und sie hat mich vor versammelter Klasse bloßgestellt.

T: Sie sind in der Schule. Wie alt sind Sie? Wo genau im Klassenzimmer sind Sie?

P: Ich bin in der dritten Klasse. Ich stehe an der Tafel und schreibe den falschen Begriff an die Tafel.

T: Was passiert jetzt?

P: Die Lehrerin kommt auf mich zu, streicht das Wort durch und sagt mit einer bedrohlichen und ärgerlichen Stimme: »Nora, du kleiner Dummkopf, setz dich, du kannst das nicht.« Alle Kinder lachen mich aus.

T: Wie fühlen Sie sich jetzt?

P: Es ist mir so peinlich! Ich wünsche mir, die Erde würde sich auftun und mich verschlingen. Mir kommen die Tränen, doch ich halte sie zurück.

T: Also sind Sie sehr traurig und fühlen sich beschämt, weil die Lehrerin so ärgerlich ist. (Patientin nickt)

T: Ich glaube, das ist sehr klar und es genügt für den Moment. Verlassen Sie die Situation und die damit verbundenen Emotionen und kehren Sie zu Ihrem sicheren Ort zurück, auf das Sofa mit der Katze.
(Der Therapeut führt die Patientin zu ihrem sicheren Ort zurück und bittet sie dann, die Augen zu öffnen.)

5.2 Bearbeitung von (traumatischen) Erlebnissen in der Imagination

In der späteren Phase der Therapie werden Imaginationsübungen um bearbeitete Elemente erweitert. Die unmittelbaren Gründe für den Gebrauch dieser Methode können vielfältig sein, das zentrale Ziel bleibt aber, die mit den vergangenen Erlebnissen verknüpfte Bedeutung zu verändern. Der Therapeut erklärt, dass es zwar nicht möglich ist, die Vergangenheit zu ändern, wohl aber die Schlussfolgerungen, die aus der Vergangenheit gezogen wurden.

Für BPD-Patientinnen findet die Bearbeitung von Erlebnissen in der Imagination (imagery rescripting) am Anfang in zwei Phasen statt. In der ersten Phase erinnert die Patientin eine (traumatische) Kindheitserfahrung aus der Perspektive des kleinen Kindes, in der zweiten Phase tritt der Therapeut in die Imagination ein, um die Erinnerung umzuschreiben. (Der englische Begriff »imagery rescripting«

Tabelle 5.1 Fragen bei der Bearbeitung von Situationen in der Imagination

Phase 1	Was passiert? Was sehen (hören, riechen) Sie? Wer ist bei Ihnen? Wie alt sind Sie? Welche Emotion fühlen Sie? Was brauchen Sie?
Phase 2 (im Drei-Phasen- Modell)	Die obigen Fragen, plus: Was denken Sie darüber? Was wollen Sie tun? Welches Verhalten wäre passend? Gut! Tun Sie es!
Phase 3 (im Drei-Phasen- Modell) oder Phase 2 (im Zwei-Phasen- Modell)	Teilweise genauso wie oben aufgeführt, plus: Was brauchen Sie? Gut, fragen Sie X (X ist der gesunde Erwachsene (der Therapeut, eine erwachsene Hilfsperson, die Patientin selbst im Erwachsenen-Modus)) (Erlauben Sie der kleinen Nora den gesunden Erwachsenen zu fragen. Auf diese Weise übt die Patientin, ihre Bedürfnisse auszudrücken.) Was passiert? Welche Emotion fühlen Sie? Ist das gut? Gibt es etwas anderes, das Sie brauchen? (Fahren Sie fort, bis von der Patientin ein Okay kommt) Wiederholen Sie oder verändern Sie Teile der Ima- ginationsübung, bis die Patientin zustimmt, dass alles in Ordnung ist.

ist eine Metapher auf das Vorgehen bei der Produktion eines Films und bedeutet, dass an dieser Stelle das »Drehbuch« der Situation umgeschrieben wird.) In späteren Phasen der Behandlung kann die Patientin das Umschreiben der Imagination selbst übernehmen, indem sie selbst in die Situation als gesunde Erwachsene eintritt. In einer dritten Phase erlebt die Patientin das von ihr selbst als erwachsener Person geschriebene Drehbuch aus der Perspektive des kleinen Kindes und bittet um zusätzliche Hilfe durch einen Erwachsenen, wenn sie diese benötigt. Selbstverständlich kann dies nur erfolgen, wenn die Patientin einen starken gesunden Erwachsenen-Modus entwickelt hat. Das grundlegende Zwei-Phasen-Modell der Bearbeitung von Erlebnissen in der Imagination wird im folgenden Abschnitt beschrieben. Das Drei-Phasen-Modell folgt im übernächsten Abschnitt.

5.2.1 Modell für die Bearbeitung von Erlebnissen in der Imagination im ersten Teil der Behandlung

Während des ersten Teils der Therapie hat die Patientin noch keinen starken gesunden Erwachsenen-Modus entwickelt. Aus diesem Grund hat sie keine Vorstellung von einer normalen Eltern-Kind-Beziehung und kann sich nicht vorstellen, wie sich Eltern in einer bestimmten Situation verhalten würden (oder müssten). Die Unfähigkeit, eine normale Eltern-Kind-Beziehung nachzuvollziehen, kann sehr ausgeprägt und weitreichend sein. Manche Patientinnen haben keinerlei Wissen über grundlegende Lebensfertigkeiten oder Möglichkeiten, für sich selbst zu sorgen. Als Kind hatten sie ein raues Leben auf der Straße oder versuchten, sich zu Hause, wo niemand für sie sorgte, unsichtbar zu machen. Verständlicherweise können sie gar nicht wissen, wie »normale Eltern« auf Kinder, die einen Fehler machen oder denen etwas Schlimmes passiert, reagieren. In der Therapie gibt der Therapeut deshalb ein positives Modell der Elternrolle vor (s. Kap. 4). Bei der Bearbeitung von Erlebnissen in der Imagination überlegt der Therapeut fortlaufend, wie sich gesunde Eltern unter diesen Umständen verhalten würden. In der Folge wird beschrieben, wie das Zwei-Phasen-Modell der Bearbeitung von (traumatischen) Erlebnissen in der Imagination abläuft. Tabelle 5.2 gibt eine Übersicht.

Tabelle 5.2 Die zwei Phasen des grundlegenden Modells der Bearbeitung traumatischer Erlebnisse in der Imagination im ersten Teil der Behandlung

Phase 1	Patientin = Kind	Ursprüngliche Situation, wie sie von der Patientin erlebt wurde.
Phase 2	Patientin = Kind Therapeut bearbeitet	Bearbeitung: Die Situation wird vom Therapeuten evaluiert. Die Patientin erlebt die Intervention des Therapeuten aus der Perspektive des Kindes. Sie fordert und erhält soviel Intervention vom Therapeuten, wie ihr nötig erscheint.

Phase 1: Imagination der ursprünglichen Situation

Vor Beginn der Phase 1 stellt die Patientin sich einen sicheren Ort oder eine vor kurzem stattgefundene unangenehme Situation vor. Der Therapeut nutzt Informationen aus der Vorgeschichte und über den Hintergrund der Patientin als Ausgangspunkt der Imaginationsübung (s. Abb. 5.1 auf S. 50).

Die Patientin imaginiert so detailliert wie möglich eine unangenehme Situation aus ihrer Kindheit. Es handelt sich nicht notwendigerweise um das schwerwiegendste erlebte traumatische Erlebnis. Auch weniger intensive Erlebnisse führen zu fehlerhaften Rückschlüssen und zur Entstehung dysfunktionaler Schemata. Die Patientin braucht sich auch nicht zwingend an das früheste relevante Erlebnis erinnern. Erfahrungen, die zur Ausbildung eines dysfunktionalen Schemas führen, kommen oft wiederholt vor. Erinnerungen, die angestoßen werden, sind meist als exemplarisch zu werten. Des Weiteren ist es nicht notwendig, uneingeschränkt sicher zu sein, dass alle Details 100 % genau wiedergegeben wurden. Der Sinn der Übung ist nicht die Suche nach der absoluten Wahrheit. Vielmehr geht es darum, die generalisierte Bedeutung der schematischen Repräsentation von typischen Erfahrungen aus der Kindheit der Patientin zu verändern.

Während die Patientin versucht, sich an eine konkrete Situation ihrer Kindheit zu erinnern und sie aus der Perspektive des kleinen Kindes zu erleben, fragt der Therapeut die Patientin fortlaufend nach ihren Emotionen und Erfahrungen. Der Therapeut sucht und fragt genauer nach sensorischen Erfahrungen (Was sehen, hören, riechen, was nehmen Sie wahr?), nach Emotionen (Was fühlen Sie? Welche Emotion erleben Sie? Sind Sie verärgert oder ängstlich?), nach Gedanken (Was denken Sie gerade?) und nach Verhalten (Was tun Sie? Was passiert gerade?) (s. Tab. 5.1). Intensive Emotionen sind ein guter Indikator für die Arbeit an einer wichtigen Erinnerung.

> **Beispiel für Imaginationsübungen der Phase 1**
> Die achtjährige Nora ist vom Fahrrad gefallen und hat sich ihr Bein an Stacheldraht aufgeschürft. Ihre Mutter hilft ihr nicht und tröstet sie nicht. Sie ist wütend auf Nora und schlägt nach ihr.
> P: Ich bin in der Küche mit meiner Mutter.
> T: Was passiert dort?
> P: Ich bin hingefallen, mein Knie blutet und ich weine.
> T: Welche Emotion fühlen Sie?
> P: Es tut weh und ich habe Angst, denn der Stacheldraht hat einen tiefen Schnitt hinterlassen.
> T: Was tun Sie?
> P: Ich bitte meine Mutter, mir zu helfen, aber sie schreit mich an, ich solle mit dem Geplärre aufhören. Sie meint, das Bein wird schon von selbst heilen. Sie will wissen, ob das Rad beschädigt ist.
> T: Und dann?
> P: Ich habe Angst, etwas zu sagen, denn das Vorderrad ist ganz verbogen. Meine Mutter fängt an, mich zu schlagen. (Patientin fängt an zu weinen und zittert)
> T: OK, lassen Sie uns hier aufhören. Es ist genug. Es ist nicht notwendig, die ganze Situation noch einmal zu erleben.

Sobald die Erinnerung klar und präzise genug ist, kann zu Phase 2 übergegangen werden. Es ist unnötig, die Erinnerung in der Imagination noch einmal vollständig zu durchleben. Es genügt, wenn die Patientin die an die Situation gebundenen Emotionen wieder erlebt. Manchmal ist es nötig, Phase 1 zu besprechen, doch im Allgemeinen kann die Patientin ihre Augen wieder schließen und mit Phase 2 beginnen.

Phase 2: Überarbeitung durch den Therapeuten

Wenn während der Imaginationsübung etwas Bedrohliches stattzufinden droht, hält der Therapeut die Situation an und wird ein Teil der Imaginationsübung. Er erklärt, dass er da ist, um der kleinen Nora zu helfen. Er bittet die Patientin, sich vorzustellen, er sei mit ihr zusammen am gleichen Ort.

Beispieldialog Phase 2: Der Therapeut wird Teil der Imagination

T: Ich komme in die Küche. Kannst du mich sehen?
   (Patientin nickt)
T: Ich stelle mich zwischen dich und deine Mutter. Ich halte ihren Arm fest und hindere sie daran, dich zu schlagen. Kannst du das sehen?
P: Ja, aber seien Sie vorsichtig, sie ist sehr stark.

Der Therapeut tut alles Notwendige, um die kleine Nora zu schützen und zu trösten. Er stoppt die Angreifer und schickt sie oder ihn weg. Der Therapeut kann seine Phantasie einsetzen und sich ausdenken, wie er das Kind vor einem Angriff beschützen könnte. Er kann plötzlich viel größer und stärker werden, um einen gewalttätigen Angreifer abzuwehren. Er kann auch die Hilfe der Polizei oder des Jugendamts in Anspruch nehmen.

Beispieldialog Phase 2: Der Therapeut wird Teil der Imagination und interveniert (Fortsetzung)

T: Ich sage zu deiner Mutter: »Hören Sie auf Nora zu schlagen! Sehen Sie nicht, dass sie sich schwer verletzt hat?!?«
P: Passen Sie auf! Meine Mutter ist größer als Sie.
T: Mach dir keine Sorgen. Ich bin vielleicht klein, aber ich bin sehr stark. Ich halte deine Mutter am Arm fest. Was geschieht jetzt?
P: Meine Mutter ist unglaublich böse auf Sie. Ich sehe es an ihrem Gesichtsausdruck. Aber sie traut sich nicht, mich zu schlagen, solange Sie da sind.
T: Frau X, Ihre Tochter braucht einen Arzt. Die Schnittverletzung am Knie sieht böse aus.
P: Meine Mutter beschimpft Sie und sagt, ich sei der Nagel zu ihrem Sarg und …
T: Hören Sie sofort damit auf und lassen Sie Nora in Ruhe. Sie braucht medizinische Hilfe.
P: Sie will Sie schlagen.
T: Ich trage sie aus dem Zimmer, stelle sie im Flur ab und verschließe die Küchentür. Jetzt ist sie weg.
P: Ja, jetzt kann sie Sie nicht mehr schlagen.
T: Sie kann auch dich nicht mehr schlagen. Ich werde ihr nicht erlauben zurückzukommen, solange sie sich so schlecht benimmt.

Wenn der Angreifer weggeschickt ist, geht die Imaginationsübung weiter. Die kleine Nora braucht Unterstützung, Trost und Hilfe. Sie ist schockiert und hat Angst davor, was gleich passiert. So wie gute Eltern sich um ihr Kind kümmern, kümmert sich der Therapeut auch nach einem solchen Ereignis weiter um die Patientin. Er kann in der Imagination alles tun, was wirkliche Eltern tun würden, um das Kind zu beruhigen. Er spricht in beruhigendem Ton oder tröstet die Patientin, indem er sich neben sie setzt. Die Patientin erlebt diesen Moment als kleines Kind und wird dieses Vorgehen als normal, tröstend und unterstützend empfinden. Es hilft der Patientin auch, wenn auf diese unangenehme Situation etwas Schönes folgt: ein Spiel, ein Spaziergang oder ein Eis.

Beispieldialog Phase 2: Der Therapeut hilft und tröstet während der Imagination (Fortsetzung)

T: Wie geht es dir, Nora?

P: Ich habe immer noch Angst, Sie könnte zurückkommen und mich schlagen. Jetzt ist sie richtig sauer, weil Sie mir geholfen haben.

T: Ich glaube, es wäre eine gute Idee, sie irgendwo einzuschließen, von wo aus sie dich nicht mehr erwischen kann. Wo wollen wir sie einschließen? Im Gefängnis?

P: Ja, aber weit weg, damit sie nicht flüchten kann.

T: Gut, wir verbannen sie auf eine Insel auf der anderen Seite der Erde. Wie geht es dir jetzt?

P: Besser, aber immer noch sehr traurig.

T: Ich sehe, dass du immer noch sehr traurig bist. Was brauchst du?

P: Ich weiß nicht. Ich fühle mich jetzt so einsam! (Patientin weint)

T: Soll ich mich neben dich setzen? Brauchst du ein Taschentuch? Lass mich meinen Arm um dich legen. Alles ist gut, sie ist weg und ich werde mich jetzt um dein Bein kümmern. Ich werde einen Arzt rufen und ihn bitten, hierher zu kommen.
(Patientin schluchzt und hört langsam auf zu weinen)

T: Wie fühlst du dich jetzt?

P: Sehr viel besser. Wird wirklich ein Arzt kommen?

T: Natürlich, dein Knie sieht schlimm aus, ich glaube nicht, dass du bis in seine Praxis laufen kannst.

P: Gut, er darf reinkommen, aber bitte bleiben Sie hier, es tut sehr weh.
(Patientin bleibt unruhig und schaut ängstlich.)

Meistens hat die Patientin große Angst vor den langfristig zu erwartenden Konsequenzen dieser Unterstützung und Fürsorge und braucht Trost. Das Kind fürchtet, für die Äußerung seiner Bedürfnisse und für die Hilfe des Therapeuten bestraft zu werden. Der Therapeut stellt sicher, dass das Kind versteht, wie es den Therapeuten erreichen kann, falls etwas schiefläuft. Da das Geschehen im Rahmen der Imagination stattfindet, ist es sowohl möglich, realistische (ein Telefon) oder dem Reich der Phantasie zugehörige Methoden (einen Zauberspruch) zu verwenden. Manchmal kann die Situation für die Patientin so unsicher erscheinen, dass es nicht genügt, wenn der Therapeut erst dann Teil der Imagination wird, wenn die Patientin ihn braucht. In diesem Fall kann der Therapeut vorschlagen, dass er die Patientin mitnimmt und mit ihr nach einem sicheren Ort zum Leben sucht, zum Beispiel bei einer netten Familie, welche die Patientin kennt oder beim Therapeuten. Der wichtige Punkt dieser Intervention ist, dass die Patientin sich sicher fühlt und den Therapeuten als Stütze wahrnimmt.

Beispieldialog Phase 2: Der Therapeut bringt die Patientin in der Imagination an einen sicheren Ort (Fortsetzung)

T: Gibt es noch etwas, das du sagen möchtest?

P: Ja, ich habe Angst, dass meine Mutter zurückkommt, und es mir heimzahlt, weil ich gesagt habe, Sie sollen sie wegschließen.

T: Also hast du Angst, hier allein zurückzubleiben?
(Patientin nickt)

T: Gibt es jemanden, bei dem du wohnen willst? Jemand, der nett zu dir ist und sich um dich kümmern würde?

P: Vielleicht Tante Rosel … ja, sie ist immer nett zu mir.

T: Soll ich dich zu deiner Tante bringen? Du wärst dort sicher und könntest mich jederzeit anrufen.
(die Patientin entspannt sich und lacht vorsichtig)

T: Kommst du mit, lebt deine Tante weit weg?
(Patientin schüttelt den Kopf)

T: Ich bringe dich zu ihr nach Hause … da sind wir schon. Ich klingle. Deine Tante öffnet die Tür und ist sehr froh, dass du da bist. Kannst du das sehen?
(Patientin nickt und lächelt)

T: Tante Rosel, ich bringe Ihnen Nora, weil sie vom Fahrrad gefallen ist und sich schlimm wehgetan hat. Ich habe schon einen Arzt gerufen, damit er sich ihr Knie ansieht. Nora würde gerne bei Ihnen bleiben.

T: (zur Patientin) Was sagt deine Tante?

P: Sie sagt, es ist alles gut, ich soll hereinkommen und mich auf ihr Sofa setzen.

T: Gut, wir warten zusammen auf den Arzt und dann werde ich gehen. Ich vereinbare mit deiner Tante, dass du bei ihr wohnen darfst und ich dich täglich besuche, bis es dir besser geht. Was hältst du davon?

P: Das wäre schön.

T: Ist das alles oder brauchst du noch etwas?

P: Nein, das ist alles. Ich bin froh, dass ich bei Tante Rosel bleiben kann und Sie mich jeden Tag besuchen.

Danach unterbricht die Patientin möglicherweise die Übung und möchte die Bedeutung dieser Imaginationsübung in Bezug auf ihre Schemata besprechen. Die Rückkehr an einen sicheren Ort ist unnötig, da die Patientin in der überarbeiteten Version der Imagination zu einem sicheren Ort (Tante Rosel) gebracht worden ist. In vielen Fällen war die Patientin bisher zu dem Schluss gekommen, dass ihre Eltern richtig gehandelt hatten, zu Recht mit ihr wütend gewesen waren, sie zu Recht misshandelt hatten, da alles ihre Schuld und sie ein dummes, freches und faules Kind gewesen war. Durch die Überarbeitung (rescripting) der Situation wird der Patientin bewusst, dass sie diese schlechte Behandlung nicht verdiente, sondern eher ein kleines hilfsbedürftiges Kind war, dessen Eltern sich nicht so verhielten, wie fürsorgliche Eltern es in einer solchen Situation tun würden. Ihr Selbstbild, das besagt, sie sei schlecht, dumm und faul, wenn sie Fehler begeht, kann durch diese Technik verändert werden. Wann immer möglich, wird eine alternative Interpretation der Ereignisse erstellt und schriftlich festgehalten, damit die Patientin sie mit nach Hause nehmen kann. Das oberste Ziel ist in jedem Fall, das Selbstbild der Patientin auf gesündere Weise zu gestalten. »Ich war an der Situation nicht schuld und meine Mutter hätte ihre Hände besser bei sich behalten sollen und … jetzt fühle ich mich entspannt und nicht mehr so verängstigt.«

5.2.2 Modell für die Bearbeitung von Erlebnissen in der Imagination im zweiten Teil der Behandlung

Wenn die Patientin im therapeutischen Prozess vorangekommen ist und einen gesunden Erwachsenen-Modus entwickelt hat, kann sie die Bearbeitung selbst durchführen. Nun hat die Bearbeitung von Erlebnissen in der Imagination drei Phasen (s. Tab. 5.3). Die erste Phase bleibt wie vorher beschrieben. Phase 2 und 3 unterscheiden sich etwas von der bereits beschriebenen Phase 2, beinhalten aber die

Tabelle 5.3 Die drei Phasen des grundlegenden Modells der Bearbeitung traumatischer Erlebnisse in der Imagination im zweiten Teil der Behandlung

Phase 1	Patientin = Kind	Ursprüngliche Situation, wie sie von der Patientin erlebt wurde.
Phase 2	Patientin = Erwachsene	Bearbeitung: Die Situation wird von der Patientin als Erwachsene evaluiert. Die Patientin interveniert als Erwachsene.
Phase 3	Patientin = Kind	Bearbeitung: Die Patientin erlebt die Intervention des Erwachsenen als Kind. Sie fordert und erhält zusätzliche Interventionen des Erwachsenen.

gleichen wesentlichen Punkte, nämlich die Unterstützung und Schutz des Kindes sowie die Unterstützung der Patientin bei der Korrektur von fehlerhaften Schlussfolgerungen.

Phase 2: Bearbeitung durch die Patientin als gesunder Erwachsener

Nach Phase 1 wird die Patientin gebeten, sich vorzustellen, wie sie als gesunder Erwachsener in die Situation eintritt. Der Therapeut fragt die Patientin weiterhin nach ihren Emotionen und Gedanken und was aus ihrer erwachsenen Perspektive heraus für das kleine Kind getan werden sollte. Der Therapeut hält sich dabei mit Meinungen und Empfehlungen zurück. Es ist sehr viel effektiver für ihr Selbstbewusstsein, wenn sie diese Entscheidungen selbst trifft.

Beispieldialog: Bearbeitung der Imagination durch die Patientin als gesunder Erwachsener

T: Sie sind jetzt die große Nora. Können Sie sich das vorstellen?
P: Ja, ein bisschen.
T: Sie sind in der Küche und sehen, was mit der kleinen Nora passiert.
P: Ihre Mutter ist sehr wütend und will sie schlagen.
T: Was wollen Sie tun?
P: Ich will sie aufhalten und ihr sagen, dass sie sich um die Verletzungen der kleinen Nora kümmern muss.
T: Gut, tun Sie das.
P: Lass sie in Ruhe und hol endlich Hilfe!
T: Was tut Ihre Mutter jetzt?
P: Sie wird noch wütender, aber ich bin stärker und trage sie aus dem Zimmer.
T: Gut gemacht! Wie geht es der kleinen Nora jetzt?
P: OK, sie ist erleichtert und froh, dass niemand sie geschlagen hat.

Beachten Sie, dass die Patientin, sobald sie als gesunder Erwachsener interveniert, nicht nur gegen Menschen vorgeht, die sie als Kind misshandelt haben, sondern auch dem kleinen Kind Aufmerksamkeit schenkt. Der Therapeut fragt die Patientin in der Rolle des gesunden Erwachsenen, ob das kleine Kind noch weitere Bedürfnisse haben könnte. Wenn ja, regt der Therapeut den gesunden Erwachsenen zu weiteren sinnvollen Maßnahmen an. Wenn die Patientin glaubt, die Bedürfnisse des Kindes erfüllt zu haben, kann zu Phase 3 übergegangen werden. In Phase 3 wird überprüft, ob alle Bedürfnisse des Kindes gestillt wurden.

Abwandlung des Vorgehens für eine Patientin, die nur eingeschränkt im gesunden Erwachsenen-Modus aktiv sein kann

Für Patientinnen im gesunden Erwachsenen-Modus, die unsicher sind, wie sie sich verhalten sollen, existieren zwei Variationen der Phase 2: Entweder sucht man nach einer Hilfsperson oder der Therapeut coacht die Patientin.

Eine Hilfsperson kann jemand aus der Vergangenheit der Patientin sein (z. B. ein Verwandter oder ein Lehrer) oder jemand aus dem gegenwärtigen Leben (z. B. der Partner oder ein Freund). Günstig ist eine spezifische Person, die der Patientin als Modell für eigenes Handeln dienen kann. Der Therapeut bittet die Patientin, an jemanden zu denken, der ihr helfen könnte, ein gesunder Erwachsener zu werden oder sich als gesunder Erwachsener zu verhalten. Die ausgewählte Person soll in der Lage sein, gegen den Angreifer oder misshandelnden Erwachsenen einzuschreiten und das Kind zu beschützen. Der Therapeut stimmt jeder Hilfsperson zu, die einen guten, positiven Einfluss hat, lehnt aber Personen ab, die er aus der Vorgeschichte oder dem gegenwärtigen Leben der Patientin als negativ kennengelernt hat. Der Patientin wird vorgeschlagen, die Hilfsperson in ihre Imaginationsübung aufzunehmen und sie die Dinge tun oder sagen zu lassen, welche die Patientin selbst aus Angst nicht ausführen kann. Der Vorteil, eine Hilfsperson statt des Therapeuten in die Imagination einzubinden, liegt darin, dass die Patientin selbst entscheidet, was die Hilfsperson sagt und tut und sich auf diese Weise aktiv bewusst macht, wie ein angemessenes Verhalten aussehen sollte und welche Bedürfnisse das kleine Kind wirklich hat. Der Beitrag der Patientin wird somit größer und ihr eigenes Selbstbewusstsein wird gestärkt.

Wenn der Patientin keine geeignete Hilfsperson einfällt, coacht der Therapeut sie und schlägt Dinge vor, die sie sagen kann, oder Verhaltensweisen, an die sie früher schon gedacht hat. Dies ist dann besonders hilfreich, wenn die Patientin das erste Mal versucht, Ereignisse aus der Perspektive eines gesunden Erwachsenen zu bearbeiten, oder wenn sie in der Imaginationsübung angemessene Dinge sagt, es aber nicht schafft, die Misshandlung vollständig zu unterbinden und den bestrafenden Erwachsenen wegzuschicken. In jedem Fall ist es wichtig, dass die Misshandlung in Phase 2 gestoppt wird, sonst kann sich das kleine Kind nicht sicher fühlen. Das Gefühl der Sicherheit ist das wichtigste Ziel bei der Überarbeitung traumatischer Erlebnisse in der Imagination.

Phase 3: Bearbeitung von (traumatischen) Erlebnissen in der Imagination aus der Perspektive des Kindes

In Phase 3 wird überprüft, ob das Kind die benötigte Unterstützung bekommen hat, seine Bedürfnisse erfüllt wurden und es der Patientin gelungen ist, diese neue Erfahrung in ihre (kindlichen) Schemata zu integrieren. Der Therapeut bittet die Patientin, ihre Augen erneut zu schließen, zu dem kleinen Kind in der Imagination zurückzukehren und die Eingriffe in die Situation aus der Perspektive des Erwachsenen zu betrachten. Der Therapeut beschreibt, was die große Nora tut, und fragt das kleine Kind, welche Gefühle (Emotionen) es hat und was es darüber denkt, wie die große Nora in die Situation eingegriffen hat. Gibt es noch andere Dinge, die es braucht oder anders haben möchte? Der Therapeut veranlasst, dass die kleine Nora die große Nora darum bittet und sich vorstellt, was daraufhin passiert.

Der Therapeut fragt so lange, bis alle Bedürfnisse der kleinen Nora gestillt sind. Auf diese Weise kann die Patientin neue Einsichten in ihr Selbstbild integrieren. In der dritten Phase erweitert die Patientin die Bearbeitung in einer Weise, dass nicht nur die Bedrohung eliminiert wird, sondern auch ihre anderen Bedürfnisse gedeckt werden. Sie lernt, ihre eigenen Bedürfnisse anzuerkennen und sie gegenüber anderen Menschen zu äußern.

Beispieldialog Überarbeitung traumatischer Erlebnisse in der Imagination, Phase 3: Das kleine Kind wird gefragt, ob es noch weitere Bedürfnisse hat

T: Du bist jetzt wieder die kleine Nora in der Küche mit deiner Mutter. (Patientin nickt)

T: Du siehst, wie die große Nora hereinkommt und deine Mutter daran hindert, dich zu schlagen. Sie sagt, dass deine Mutter dich nicht schlagen darf und sich um dein verletztes Bein kümmern muss. Was hältst du davon?

P: Ich finde das gut, jetzt kann meine Mutter mich nicht schlagen. Aber meine Mutter ist immer noch so wütend.

T: Das stimmt! Jetzt trägt die große Nora deine Mutter nach draußen. Wie fühlst du sich jetzt?

P: Besser.

T: Besser oder brauchst du noch etwas?

P: Mein Bein tut immer noch weh und die ganze Sache hat mich sehr aufgewühlt.

T: Sag das der großen Nora!

P: Ich blute immer noch und mein Bein tut weh und ich habe Angst.

T: Die große Nora merkt das, sie holt einen Arzt und setzt sich dann neben dich. Besser so? (Patientin nickt und scheint erleichtert)

T: Wie geht es dir jetzt? Ist alles in Ordnung?

P: Ich brauche eine Umarmung und ein Taschentuch.

T: Gut, bitte die große Nora darum.

P: Kannst du mir ein Taschentuch geben und mich umarmen?

T: Was macht die große Nora?

P: Sie gibt mir ein Taschentuch und umarmt mich.

T: Wie fühlt sich das an? (kurze Pause) Gibt es noch etwas, das du brauchst? Etwas, das die große Nora tun kann?

Wenn nötig, kann die große Nora die kleine Nora zu Tante Rosel bringen wie in dem Phase 2 Beispieldialog. Sonst darf die kleine Nora sich wünschen, dass die große Nora bleibt und für sie sorgt. Diese Variante ist in der aktuellen Phase der Therapie angemessen.

Nach dieser dritten Phase besprechen die Patientin und der Therapeut den Zusammenhang zwischen der Bearbeitung der Situation, den Bedürfnissen und Emotionen, die in der Bearbeitung auftauchten, neuen Einsichten und der Veränderung dysfunktionaler Schemata.

5.3 Bearbeitung traumatischer Erlebnisse in der Imagination: Veränderung von Verhaltensmustern

Die Bearbeitung traumatischer Erlebnisse in der Imagination (imagery rescripting) ist ein sehr hilfreiches Instrument, um Verhaltensmuster zu verändern. Neue Verhaltensweisen werden oft nicht ausprobiert, weil die dysfunktionale Herangehensweise der Patientin an Probleme sie daran hindert.

Die Patientin weiß oft selbst nicht, warum es für sie so schwierig ist, diese neuen Verhaltensweisen auszuprobieren. Die Imagination einer Situation aus der jüngsten Vergangenheit, in der sie die neuen Verhaltensweisen nicht anwenden konnte, ist häufig hilfreicher als eine Informationssammlung mit einer rein verbalen Beschreibung. Die Bearbeitung ist dann auf das gerichtet, was sich die Patientin gewünscht hätte, aber nicht umsetzen konnte. In der Imagination übt sie effektive Möglichkeiten der Problemlösung.

Young, Klosko und Weishaar (2003) beschrieben Imaginationsübungen, in denen die Patienten versuchen zu schildern, wie sie die Blockade erleben. »Zum Beispiel kann sich die Blockade wie ein dunkles Gewicht anfühlen, welches die Schultern der Patientin herunterdrückt. Auf Nachfrage gibt die Patientin an, das dunkle Gewicht vermittle die gleiche Botschaft wie ein pessimistischer Elternteil. Die Patientin drückt das Gewicht und damit auch die Botschaft weg.«

Beispieldialog für die Bearbeitung von Erlebnissen in der Imagination: Veränderung von Verhaltensmustern

Seit längerer Zeit ist sich Nora unsicher, was sie mit ihrem Leben anfangen will. Sie weiß nicht, ob sie studieren möchte oder eine Lehre beginnen soll. Auch die ungefähre Richtung, die sie interessieren könnte, ist unklar. Der Therapeut schlägt ihr vor, dieser Blockade mit einer Imaginationsübung auf den Grund zu gehen.

T: Schließen Sie Ihre Augen und stellen Sie sich vor, Sie seien an einem ruhigen, friedlichen Ort. Wo sind Sie?

P: Ich mache einen Spaziergang mit Robert im Park.

T: Sie machen einen Spaziergang mit Robert und er fragt Sie, was Sie in Zukunft mit Ihrem Leben machen möchten.

P: Mein erster Impuls wäre: Sofort das Thema wechseln.

T: Gut, dass Sie sich dessen bewusst sind. Überlegen Sie, ob Sie auch anders auf seine Frage reagieren können.

P: Ich sage ihm, dass ich es noch nicht weiß und darüber nachdenken muss.

T: Gut, denken Sie darüber nach.

P: Ich kann nicht, ich bin wie gelähmt.

T: Was meinen Sie mit »wie gelähmt«? Wer oder was lähmt Sie?

▶

P: Der Gedanke, dass ich sofort die richtige Entscheidung treffen muss und nichts zunächst ausprobieren darf. Ich fühle mich, als wäre ich an jede Entscheidung, die ich treffe, für immer gebunden.

T: Versuchen Sie sich von diesen Fesseln zu lösen. Natürlich können Sie verschiedene Möglichkeiten ausprobieren und Fehler machen. Der Gedanke, dass es Ihnen nicht erlaubt ist, Fehler zu begehen, kommt von Ihrem Vater. Aber er darf Sie nicht länger aufhalten.

P: Ja, das stimmt, aber Entscheidungen zu treffen macht mir Angst … es kann sein, dass ich das Falsche mache.

T: Versuchen Sie, sich von diesen Ideen zu befreien, und überdenken Sie andere Möglichkeiten.

P: Okay, das kommt mir ein bisschen fremd vor, aber lähmt mich nicht so.

T: Gedanken über Ihre Zukunft jagen Ihnen Angst ein, weil Sie fürchten, schlimme Fehler zu begehen. Deshalb vermeiden Sie so konsequent dieses Thema.

Der Therapeut bittet die Patientin, jetzt im weiteren Fortgang der Imaginationsübung über ihre Zukunft nachzudenken und diese Gedanken mit Robert zu teilen. Eine andere Möglichkeit besteht darin, die Imaginationsübung zu beenden und mit der Patientin zu besprechen, wie sie diese Blockade zu einem frühen Zeitpunkt erkennen und ihr Vermeidungsverhalten überwinden kann.

Andere Situationen, welche die Patientin vermeidet, obwohl sie das Niveau eines gesunden Erwachsenen erreicht hat, können ebenfalls mithilfe von Imaginationsübungen bearbeitet werden. Dies ist besonders hilfreich, wenn die Patientin eine neue Beziehung beginnt und ihre alten Schemata und Modi wieder aktiv werden. Die Patientin kann neue Verhaltensweisen in der Imagination testen und ausprobieren, welcher Stil und welche Herangehensweisen am besten zu ihr passen.

5.4 Probleme bei der Überarbeitung von (traumatischen) Erlebnissen in der Imagination

Der Gebrauch von Imaginationsübungen kann durch eine Reihe von verschiedenen Schwierigkeiten behindert werden. Die häufigsten Probleme sind im Folgenden aufgeführt.

Die Patientin schließt ihre Augen nicht

Mit geschlossenen Augen kann man sich besser auf die Übung konzentrieren, doch kann der gleiche Effekt erreicht werden, indem man einen Punkt am Boden oder im Raum fokussiert. Manchmal wagt die Patientin nicht, ihre Augen zu schließen, weil sie fürchtet, vom Therapeuten angestarrt und beurteilt zu werden. Sie könnte auch Angst haben, dass der Therapeut etwas Unerwartetes tut. Zuerst werden die

Gründe für diese Ängste exploriert und erörtert. Die Patientin kann dem Therapeuten Vorschläge machen, wie sie sich sicherer fühlen würde. Zum Beispiel kann es hilfreich sein, dass auch der Therapeut seine Augen schließt oder seinen Stuhl umdreht, oder sich in eine andere Ecke des Raumes setzt. Der Therapeut kann der Patientin vorschlagen, die Augen nur für ein oder zwei Minuten zu schließen, damit die Patientin eine Vorstellung davon bekommt, wie es sich anfühlt, und dann die Dauer langsam zu steigern.

Welche Erinnerungen können verwendet werden?

Es kann sich für die Patientin sehr bedrohlich anfühlen, wenn sie mit Erinnerungen überflutet wird, die sich teilweise überlappen. Wenn sie sich nicht für eine Erinnerung entscheiden kann, könnte es sein, dass ihr Leben immer noch zu chaotisch ist. Möglicherweise braucht sie Zeit und mehr innere Struktur, bevor sie mit Imaginationsübungen beginnen kann. Wenn mehrere erinnerte Situationen zur Auswahl stehen, empfiehlt es sich, diejenige Erinnerung auszuwählen, bei der die Patientin am jüngsten war. Je jünger die Patientin ist, um so selbstverständlicher ist es, dass man nicht erwarten kann, dass sich das Kind wie ein Erwachsener verhält. Etwa wenn sie erwachsene Verantwortlichkeiten übernimmt, sich beispielsweise um ein Baby oder das Haus zu kümmern. Je jünger die Patientin bei der Situation war, umso offensichtlicher ist, dass übertrieben bestrafendes Verhalten, körperlicher oder sexueller Missbrauch die Schuld der Eltern und nicht des Kindes sind.

Kontinuierliche Wiederholung der gleichen Erinnerung

Manche Patientinnen bringen in der Imaginationsübung kontinuierlich die gleiche Erinnerung vor. Wenn deswegen andere wichtige Erfahrungen der Vergangenheit nicht angesprochen werden, handelt es sich möglicherweise um eine Vermeidung schmerzhafter Themen. Der Therapeut empfiehlt, diese Erlebnisse ebenfalls in der Imagination zu bearbeiten, weil sie zum Fortbestehen dysfunktionaler Schemata beitragen.

Unmöglichkeit, Erinnerungen aufzufinden

Manche Patientinnen geben an, keine Erinnerungen an ihre Kindheit zu haben. Dann ist es wahrscheinlich, dass sie bewusst nicht an ihre Kindheit erinnert werden wollen. Die Erinnerungen können auch durch dissoziative Mechanismen so beeinträchtigt sein, dass es schwerfällt, sie hervorzuholen. Bei Imaginationsübungen und dem Versuch, sich an schöne Ereignisse zu erinnern, tauchen oft sehr unangenehme Situationen auf. Spielt die Angst vor schmerzhaften Erinnerungen oder Bestrafungen eine große Rolle, ist es empfehlenswert, diese Emotionen anzuerkennen und die involvierten Modi zu explorieren. Der bestrafende Modus wird immer sofort angesprochen. Wenn mit interferierenden Modi effektiv umgegangen wird, ist die Imagination meistens möglich. Fürchtet die Patientin einen Kontrollverlust, ermöglicht der Therapeut der Patientin, so viel Kontrolle wie möglich zu behalten. Der Therapeut empfiehlt dann der Patientin, zunächst mit offenen Augen für kurze Zeit einen fokalen Punkt zu fixieren oder er kann eine bestimmte Zeitdauer für die Übung vereinbaren. Dies gibt der Patientin mehr Kontrollmöglichkeiten und ein größeres Gefühl der Sicherheit. Erscheint dies trotzdem zu bedrohlich, ist es möglicherweise zu früh im therapeutischen Prozess, eine solche Technik anzuwenden. Wenn die Patientin in einen dissoziativen Zustand gerät, beendet der Therapeut die Übung und holt die Patientin aus der Dissoziation zurück. Vor einer neuen Imaginationsübung sorgt der Therapeut dafür, dass ausreichend Sicherheit in der therapeutischen Beziehung vorhanden ist. In vielen Fällen genügt es, den Versuch der Imagination kontinuierlich zu wiederholen, um eine Kindheitserinnerung herbeizuführen.

Die Patientin will nicht, dass sich irgendjemand gegen ihre Eltern wendet

Was ist zu tun, wenn sich die Patientin nicht gegen bestrafende Eltern richten kann oder will? Der Therapeut erklärt, dass es nicht Sinn der Übung ist, die Eltern abzulehnen. Vielmehr geht es um bestimmte Verhaltensweisen während der Kindheit der Patientin, die für die Entwicklung dysfunktionaler Schemata mitverantwortlich sind. Sie hat die Freiheit abzuwägen, welche Werte und Normen sie von ihren Eltern übernehmen will und welche sie verwerfen möchte.

Die Patientin hält die Intervention für falsch

Nach der Bearbeitung traumatischer Erlebnisse in der Imagination ist die Patientin manchmal mit ihrer Intervention oder der des Therapeuten unzufrieden. In diesem Fall kann Phase 2 mit einer anderen Intervention wiederholt werden. Im Beispiel braucht die Patientin zuerst die große Nora oder eine Hilfsperson, um ihre Mutter aus Rache zusammenzuschlagen. Nach weiteren Überlegungen will sie die Mutter aber lieber doch ins Gefängnis schicken. In diesem Fall wird die Änderung in die Imagination aufgenommen. Dabei überprüft der Therapeut bei jeder Überarbeitung, ob das kleine Kind ausreichend beschützt und unterstützt wird. Eine Imaginationsübung, die es gewalttätigen Eltern erlauben würde, ihre Misshandlungen fortzusetzen, wäre eine Retraumatisierung. Kommt eine solche Situation auf, ist es wichtig, dass der Therapeut sofort interveniert.

Die Patientin hält die Intervention für unrealistisch

Die einfachste Lösung besteht darin, sich eine andere Intervention zu überlegen. Dennoch funktioniert dies manchmal nicht, da die Angst der Patientin, zu emotional zu werden, eine zu große Rolle spielt. Die Patientin im Selbstschutz-Modus neigt dazu auszuweichen, indem sie erklärt, die Intervention sei unrealistisch. In diesem Fall unterstützt der Therapeut die Patientin dabei, es trotz der Bedenken zu versuchen, er erläutert und begründet das therapeutische Vorgehen. Die Bearbeitung traumatischer Erlebnisse in der Imagination ist zwar eine Phantasietechnik, hat sich aber bei der Bewältigung von Kindheitserlebnissen, die Auswirkungen auf die Gegenwart haben, sehr bewährt. Manche Patientinnen schätzen Erklärungen zur Plastizität von Erinnerungen, andere fühlen sich beruhigt, wenn man ihnen die empirischen Evidenzen für diese Technik erläutert.

Schuldgefühle

Wenn sich die Patientin schuldig fühlt, weil sie während ihrer Kindheit nichts getan hat, um die Misshandlungen zu verhindern, wirkt es beruhigend, wenn der Therapeut die Aufmerksamkeit darauf lenkt, wie weit Kinder in einem bestimmten Alter in ihren Handlungsmöglichkeiten sind. Denken Sie daran, dass die Patientin meist nur ein sehr beschränktes Wissen über eine normale Entwicklung bei Kindern hat. Wenn die Patientin Kinder in ihrer direkten Umgebung beobachtet, fällt ihr auf, wie klein und jung ein Kind im Alter von beispielsweise vier Jahren ist und wie wenig Kontrolle es über sein Leben und seine Umwelt hat. Der Therapeut kann auch Erlebnisse aus seiner eigenen Kindheit als Beispiele einer »normalen« Kindheit anbringen.

Die Patientin berichtet nur von Erlebnissen aus der späteren Kindheit

Manche Patientinnen berichten von Erinnerungen aus ihrer späteren Kindheit, beispielsweise ab 13 Jahren, können sich aber nicht an frühere Erlebnisse erinnern. Der Therapeut kann der Patientin vorschlagen, zu versuchen, über den Umweg ihrer Erinnerungen während der Adoleszenz an frühere Erinnerungen zu gelangen. Eine andere Möglichkeit ist es, sie zu bitten, sich an eine Situation aus der Kindheit zu erinnern, die der Therapeut aus der Anamnese oder aus einer anderen Quelle kennt. Häufig interferiert jedoch ein spezifischer Modus damit, zum Beispiel der distanzierte Selbstschutz-Modus, der sich vor intensiven Emotionen und Hilflosigkeit schützen will, oder der bestrafende Modus, da ein rebellischer Jugendlicher leicht zu beschuldigen ist. In diesen Fällen wird zuerst eine diesen Modi angemessene Technik erwogen (s. Kap. 9).

Die Patientin ist nicht in der Lage, sich in die Perspektive eines kleinen Kindes zu versetzen

Dies ist ein häufiges Problem bei Patienten, die in ihrer Kindheit zur teilweisen Übernahme einer Elternrolle gezwungen waren. Von ihnen wurde verlangt, sich wie Erwachsene zu verhalten, weshalb sie nur eine begrenzte Vorstellung davon haben, wie Kinder die Welt erleben. Der Therapeut entlastet das kleine Kind von der Verantwortung und gibt diese an einen verantwortlichen Erwachsenen (Jugendamt, Sozialarbeiter, anderer Therapeut) weiter. Nur dann fühlt sich die Patientin befreit genug, ihre eigenen Bedürfnisse wahrzunehmen und anzuerkennen.

Die Überarbeitung traumatischer Erlebnisse in der Imagination ist ein sehr starkes Instrument, um Veränderungen in den Schemata der Patientin zu erzielen, dennoch ist diese Technik nicht zur kontinuierlichen Anwendung in mehreren aufeinanderfolgenden Therapiesitzungen geeignet. Da sowohl der Therapeut als auch die Patientin die Tendenz haben können, diese Form der Imaginationsübung zu vermeiden, ist es ratsam, ihr über einen längeren Zeitraum feste Zeiten beispielsweise in jeder zweiten Sitzung einzuräumen. Es ist zu empfehlen, diese Technik mit anderen erlebnisorientierten, kognitiven und Verhaltenstechniken abzuwechseln.

5.5 Rollenspiele

Rollenspiele beziehen sich auf Situationen aus der Vergangenheit oder Gegenwart der Patientin und können bei der Veränderung von Schemata hilfreich sein. Rollenspiele, welche die Kindheit der Patientin fokussieren, werden »Rollenspiele zu vergangenen Situationen« genannt. Rollenspiele können eine ähnlich überzeugende Wirkung haben wie Imaginationsübungen. Der Therapeut und die Patientin entscheiden gemeinsam, welche Methode sie häufiger benutzen möchten.

Der Anwendungsbereich der Rollenspiele ähnelt dem der Bearbeitung traumatischer Erlebnisse in der Imagination (s. Kapitelanfang). Aus naheliegenden Gründen kann der Therapeut nicht die Rolle eines Elternteils übernehmen, der ein Kind misshandelt. Der Themenkomplex Misshandlungen wird deshalb meistens im Rahmen von Imaginationsübungen behandelt.

Im Unterschied zu Imaginationsübungen können Rollenspiele die Patientin Einsicht darin gewinnen lassen, welchen Part sie bei der Interaktion zwischen ihr und ihren Eltern übernommen hat und welche Motivation ihre Eltern möglicherweise hatten. Die Patientin ist somit in der Lage, Erkenntnisse zu gewinnen, die sie als Kind nicht hatte (s. Phase 2, »Rollentausch«).

Die Abwesenheit ihres Vaters während der Kindheit kann von der Patientin als Zurückweisung und Mangel an Zuneigung wahrgenommen werden. Im Rollenspiel wird deutlich, dass ihr Vater seine Tochter geliebt hat, aber um Streit mit der Mutter zu vermeiden, dem kleinen Kind fernblieb. Der Mangel an Aufmerksamkeit ist zutreffend, aber die Schlussfolgerung der Patientin, dass er fernblieb, weil er sie als wertlos betrachtete, stellt sich somit als fehlerhafte Annahme heraus.

Diese Form des Rollenspiels eignet sich zur Klärung mehrdeutiger Situationen, d. h. für Situationen, in denen sich Eltern tatsächlich dysfunktional verhielten, ihr Kind aber nicht zurückweisen wollten.

5.5.1 Rollenspiel zu vergangenen Situationen

Zur Vorbereitung des Rollenspiels suchen Patientin und Therapeut nach relevanten Erfahrungen in der Vergangenheit der Patientin. Es gibt typischerweise eine Reihe von aktuellen Situationen, in denen die Patientin regelmäßig nicht weiterkommt. Diese haben häufig eine Verbindung zu ähnlichen Situationen aus der Vergangenheit. Nora zum Beispiel erlebte laufend Situationen an ihrem Arbeitsplatz, in denen sie den Eindruck hatte, dass niemand ihre Bedürfnisse ernst nahm. Sie bekam dann Angst und fühlte sich isoliert. Sie war der Meinung, ihre Vorgesetzten merkten nicht, dass die Kolleginnen sie ausschlossen. Sie befürchtete, für einen Jammerlappen gehalten zu werden, wenn sie dieses Thema ansprechen würde. Wenn eine zugehörige relevante Situation in der Vergangenheit gefunden ist, untersuchen Therapeut und Patientin, welche Schemata und Modi durch sie entstanden sind oder verstärkt wurden. Dann folgt ein Rollenspiel in drei Phasen (s. Tab. 5.4).

Tabelle 5.4 Die drei Phasen des Rollenspiels zu vergangenen Situationen

	Rollenverteilung	Rollenspiel
Phase 1	Patientin = Kind Therapeut = die andere Person	Ursprüngliche Situation
Phase 2	Patientin = die andere Person Therapeut = Kind	Ursprüngliche Situation mit Rollentausch. Die Patientin erlebt die Situation aus der Perspektive der anderen beteiligten Person.
Phase 3	Patientin = Kind Therapeut = die andere Person	Patientin wendet neues Verhalten an.

Es ist wichtig, während des Rollenspiels andere Stühle als die normalerweise während der Therapiesitzung gebrauchten zu verwenden. Dadurch werden Rollenverwechslungen vermieden. Wie bei anderen Formen des Rollenspiels können das Mobiliar und andere Dinge im Büro des Therapeuten helfen, die Situation zu intensivieren. Die Patientin soll sich so gut wie möglich in die vergangene Situation zurückversetzen können.

Sie muss wieder zu der achtjährigen Nora werden, um dieselben Wahrnehmungen und Emotionen wieder aufkommen zu lassen und die gleichen Schlussfolgerungen zu ziehen wie damals. Dieser Prozess wird durch den Gebrauch der Gegenwartsform unterstützt. Der Therapeut gibt sein Bestes, um die Eltern oder andere involvierte Personen so genau wie möglich nachzuahmen.

Wenn mehr als zwei Personen notwendig sind, um das Rollenspiel zutreffend darzustellen, können weitere Personen (Freunde der Patientin oder Kollegen des Therapeuten) gebeten werden, an dem Rollenspiel teilzunehmen.

Phase 1: Die ursprüngliche Situation

Die ursprüngliche Situation wird im Rollenspiel dargestellt. Die Patientin übernimmt die Rolle des Kindes und der Therapeut spielt die wichtige andere Person (häufig ein Elternteil). Das Rollenspiel hat das Ziel, einen konkreten Moment der Entwicklung dysfunktionaler Gedanken in der Vergangenheit zu erfassen. Es sollte eher kurz sein. Die Patientin beschreibt die Situation und das Verhalten der vom Therapeuten gespielten Person so genau wie möglich. Der Therapeut holt so lange Informationen über die Person, die er spielt, ein, bis er sie zutreffend darstellen kann. Diese Vorbereitungen sollten weniger als die Hälfte der Therapiesitzung einnehmen, sonst besteht die Gefahr, dass nicht alle drei Phasen während einer Therapiesitzung durchgespielt werden können. Ob das Rollenspiel die Situation befriedigend wiedergibt, zeigt sich erst während der Durchführung.

Beispieldialog Rollenspiel zu einer vergangenen Situation Phase 1: Darstellung der ursprünglichen Situation

Situation: Nora ist deprimiert, weil niemand sie gefragt hat, ob sie zum jährlichen Betriebsausflug mitkommen möchte. Dies erinnert sie an ihre Schulzeit, in der sie auch von anderen Mitschülern ausgegrenzt wurde und sich niemand ihrer annahm. Sie berichtet folgende konkrete Situation aus der Vergangenheit: Nora kommt aus der Schule und erzählt ihrer Mutter, dass sie in der Schule geärgert wurde. Ihre Mutter (M) reagiert nicht.

Rollenspiel 1: Darstellung der Situation.

Der Therapeut spielt die Mutter. Er steht am Tisch und putzt. Die Patientin spielt die achtjährige Nora, die gerade aus der Schule kommt.

P: Mama, die haben mich in der Schule schon wieder geärgert. Sie haben meinen neuen Stift geklaut und ihn zerbrochen.

T = M: (genervt) Ich bin beschäftigt, siehst du doch. Für so was habe ich keine Zeit.

P: Aber er ist kaputt und schreibt nicht mehr …

T = M: Nicht jetzt! Ich habe es gerade schon gesagt!
        (Patientin seufzt und geht weg.)

Nach Phase 1 kehren Patientin und Therapeut zu ihren eigenen Stühlen zurück. Sie besprechen, ob das Rollenspiel der damaligen Situation entsprach und die gleichen Emotionen hervorgerufen wurden. Wenn das Rollenspiel nicht genau genug war, wird die Patientin um zusätzliche Informationen gebeten, damit das Rollenspiel an Authentizität gewinnt. Es wird dann wiederholt. Im Folgenden wird die Entwicklung der dysfunktionalen Interpretationen mit den dazugehörigen Emotionen niedergeschrieben. Therapeut und Patientin suchen Verbindungen zwischen diesen Interpretationen, Emotionen und Modi. Der Therapeut stellt sicher, dass Interpretationen, die sich auf das Selbst, die andere Person und die angenommene Sichtweise, welche die andere Person über das Kind hatte, beziehen, vollständig angesprochen werden. Die Patientin ist genauso traurig und kraftlos wie damals, als das Ereignis stattfand. Ihre Schlussfolgerung lautet: »Meine Mutter war so kurz angebunden, weil sich mich für ein nerviges Kind hält.« Diese Schlussfolgerung trug zu der Entstehung des Modus des verlassenen Kindes bei: »Niemand hat mich lieb.« Der Therapeut schreibt alles in den Worten der Patientin auf ein Flip-Chart. Die Patientin bewertet dann die Glaubwürdigkeit dieser Aussagen auf einer Skala von 0 bis 100 und schreibt die Ergebnisse neben jeden Satz.

Phase 2: Rollentausch

In Phase 2 schlägt der Therapeut vor, die Rollen zu tauschen. Der Patientin versucht in die Rolle der anderen Person zu schlüpfen, während der Therapeut jetzt die Rolle des Kindes übernimmt. In Vorbereitung auf das Rollenspiel betont der Therapeut, dass es hilfreich ist, wenn die Patientin alles unternimmt, um wirklich ihre Mutter zu »werden«. Sie besprechen ein paar typische Charakteristiken der Mutter (oder der anderen Person) und die Lebenssituation, in der sich die Mutter zu jener Zeit befand.

Beispieldialog Rollenspiel zu vergangenen Situationen, Phase 2: Rollentausch
Nora spielt die Mutter und steht am Tisch und putzt. Der Therapeut spielt die achtjährige Nora, die gerade von der Schule gekommen ist.

T = N: Mama, die haben mich schon wieder in der Schule geärgert. Sie haben meinen Stift geklaut und ihn zerbrochen.

P = M: (genervt) Ich bin beschäftigt, für so was habe ich echt keine Zeit.

T = N: Aber er schreibt nicht mehr, ich glaube er ist kaputt …

P = M: Nicht jetzt! Ich wiederhole mich ungern!
(Therapeut = Nora geht weg und seufzt. Patientin = Mutter seufzt.)

Nach dem Rollenspiel beschäftigen sich Patientin und Therapeut detailliert mit den Gedanken und Emotionen der Patientin. Während dieser Diskussion achtet der Therapeut auf Hinweise, dass die Patientin ihre Sichtweise auf die Beweggründe für das Verhalten ihrer Eltern verändert hat.

Beispieldialog Diskussion nach Phase 2
P: Ich habe gemerkt, dass ich zu müde war, meiner Tochter zuzuhören und war deswegen so kurz angebunden. Aber ich habe sie nicht als nervig wahrgenommen.

T: Wenn Sie Nora nicht als nervig empfunden haben, warum haben Sie dann geseufzt?

P: Ich war müde. Es ist anstrengend, Mutter von vier kleinen Kindern zu sein.

T: Wenn Sie jetzt an Ihre Schlussfolgerungen von vorhin denken (zeigt auf die Tafel), was würden Sie ändern?

P: Dass meine Mutter müde war, weil sie auf vier kleine Kinder aufpassen musste und sie das überforderte. Das war der Grund für ihr Desinteresse mir gegenüber.

Das neue Verständnis verändert die ursprünglich gezogenen Schlussfolgerungen. »Meine Mutter war kurz angebunden und hatte keine Zeit für mich, aber das hatte nichts mit mir zu tun, sondern lag eher daran, dass sie übermüdet war.« Der Therapeut schreibt diesen neuen Text unter die früheren Schlussfolgerungen auf das Flip-Chart.

Die Patientin wird ermutigt, ihr eigenes Verhalten in der Situation aus der Perspektive ihrer Mutter zu kommentieren. Vielleicht hat sich das Kind so sehr zurückgehalten, dass die Mutter mit der Dysfunktionalität ihres eigenen Verhaltens nicht konfrontiert wurde.

Beispieldialog der Reflektion über Phase 2: Persönlicher Austausch

T: Was haben Sie als Mutter an Ihrer Tochter wahrgenommen?

P: Nichts.

T: Was meinen Sie mit »Nichts«?

P: Sie reagiert überhaupt nicht auf das, was ich sage.

T: Wissen Sie, warum sie nicht antwortet?

P: Meine Mutter weiß nicht, was in mir vorgeht. Sie ist sehr mit anderen Dingen beschäftigt. Ich hatte Angst, ich hatte solche Angst, sie würde verrückt werden, wenn ich ihr noch mehr zur Last falle.

T: Also können wir jetzt etwas zu Ihrer ursprünglichen Schlussfolgerung hinzufügen ... »Ich habe nicht weiter darauf bestanden, weil ich Angst hatte, sie könnte zusammenbrechen und ...

P: ... und mich für noch nerviger halten.«

Der Therapeut legt dar, dass das Kind keine anderen Möglichkeiten hatte, da es komplett von seinen Eltern abhängig war und selten beobachten konnte, wie »normale« Eltern reagieren. Häufig gibt es weitere Beispiele in der Vergangenheit der Patientin, in denen sie direkt als schwierig oder nervig bezeichnet wurde, was ihre Überzeugung, dass dies tatsächlich zuträfe, intensivierte. Es ist nicht die Absicht dieser Übung, die Schuldgefühle der Patientin wegen ihres Verhaltens zu verstärken (s. »Häufige Probleme mit dem Rollenspiel zu vergangenen Situationen« in diesem Abschnitt).

Phase 3: Überarbeitung der Situation

Während der dritten Phase bittet der Therapeut die Patientin, wieder die Rolle des Kindes zu übernehmen, aber die neu erworbenen Informationen aus vorherigen Rollenspielen und den anschließenden Diskussionen einzuarbeiten. Die Patientin kann beispielsweise selbstsicherer auftreten und mit lauter Stimme sprechen. In der neuen Situation improvisiert der Therapeut bei der Darstellung der anderen Person und passt seine Reaktionen an das neue Verhalten des Kindes an.

Sobald die Improvisation der Patientin glaubwürdig erscheint, fährt der Therapeut mit der Reflektion des gesamten Prozesses fort und evaluiert die ursprünglichen Schlussfolgerungen erneut.

Beispieldialog: Rollenspiel zu vergangenen Situationen,
Phase 3: Erprobung neuer Verhaltensweisen

In Vorbereitung dieses Rollenspiels betont der Therapeut, dass jetzt ein günstiger Zeitpunkt ist, neue Verhaltensweisen zu erproben, um die Aufmerksamkeit der Mutter zu erlangen. Der Therapeut spielt die Mutter, steht am Tisch und macht den Haushalt. Die Patientin spielt die achtjährige Nora, die gerade von der Schule nach Hause kommt

▶

> P: Mama, die haben mich wieder in der Schule geärgert. Sie haben meinen neuen Stift geklaut und zerbrochen.
>
> T = M: (genervt) Ich bin beschäftigt und habe jetzt keine Zeit.
>
> P: Aber er ist kaputt und … außerdem haben Sie mir Schimpfwörter nachgerufen und mich geschlagen.
>
> T = M: Jetzt nicht! Ich habe dir doch gesagt, dass ich jetzt nicht kann!
>
> P: Mama, hörst du mich nicht?! Die haben mich geschlagen und ich habe sogar blaue Flecken am Arm.
>
> T = M: (schaut müde auf und sieht erschrocken aus) Was, blaue Flecken? Was hat denn deine Lehrerin gesagt?
>
> P: Nichts, sie hat es gar nicht bemerkt.
>
> T = M: Das muss aufhören. Ich kann hier nicht weg, aber ich bitte Tante Mia, dass sie morgen mit dir zur Schule geht und mit der Lehrerin spricht.

Der Therapeut hat hier sein Wissen über die Vorgeschichte der Patientin genutzt und die Situation mit Tante Mia improvisiert. Tante Mia lebte in der Nähe von Nora und ihrer Familie und half immer wieder, wenn Noras Mutter besondere Unterstützung benötigte. Empfindet die Patientin diese Improvisation als unrealistisch, versucht der Therapeut etwas anderes. Der Therapeut und die Patientin kommen zu folgender Schlussfolgerung:

> »Wenn ich mich deutlich genug ausgedrückt hätte und durchsetzungsfähig wie eine Erwachsene gewesen wäre, hätte ich meiner Mutter erzählt, dass ich täglich in der Schule geärgert wurde und meine Lehrerin der Situation hilflos gegenüberstand. Meine Mutter hätte mir dann entweder selbst geholfen oder meine Tante um Hilfe gebeten. Obwohl sie sehr erschöpft war, hätte sie auf jeden Fall etwas unternommen. Ich bin es wert, beachtet und geliebt zu werden.«

Es ist nicht Ziel der Phase 3, der Patientin den Eindruck zu vermitteln, sie hätte etwas falsch gemacht. Vielmehr soll ihr deutlich werden, dass es mehrere mögliche Interpretationen und Bewältigungsstrategien einer Situation gibt. In der Folge kann das Rollenspiel auch auf weitere aktuelle Situationen ihres Lebens angewandt werden. Dies wird Nora helfen zu verstehen, warum sie so darunter leidet, von ihren Kollegen ausgeschlossen zu werden. Ferner wird ihr klar, dass es ratsam ist, dieses Problem mit ihrem Management am Arbeitsplatz zu besprechen.

Häufige Probleme mit dem Rollenspiel zu vergangenen Situationen
Die Probleme des Rollenspiels sind denen der Imagination ähnlich. Die wichtigsten Probleme sind im Folgenden aufgeführt:

Das Phase-1-Rollenspiel ist zu kompliziert. Wenn in der Vorbereitung eines Szenarios für ein Rollenspiel viele verschiedene Szenen diskutiert werden, hilft der Therapeut der Patientin, das Rollenspiel zu kürzen. Zusammen mit der Patientin wählt er die

Situation, die den größten Einfluss auf die Entwicklung von Schemata und Modi hatte.

Die Rolle eines Elternteils ist zu gewalttätig. Während des Rollenspiels ist es möglich, dass die gewählte Szene zu gewalttätig ist. In diesem Fall kann der Therapeut nicht die Rolle des Elternteils übernehmen und es ist besser, diese Situation im Rahmen einer Imaginationsübung zu bearbeiten.

Die Patientin kann nicht die Rolle der anderen Person übernehmen. Der Therapeut untersucht zusammen mit der Patientin, weshalb sie nicht in der Lage ist, die andere in das Rollenspiel involvierte Person zu spielen. Wenn kein klarer Grund gefunden wird, ist es hilfreich, den theoretischen Hintergrund des Rollenspiels zu erklären. Bitten Sie die Patientin, es noch einmal zu versuchen, bevor sie aufgibt. Möglicherweise ist sie nicht in der Lage, eine aggressive Person darzustellen. Der Therapeut kann Phase 2 überspringen und gleich zu Phase 3 übergehen und ein alternatives Verhalten ausprobieren. Eine weitere Möglichkeit ist es, zu einer Imaginationsübung zu wechseln.

Es gibt keine Möglichkeit, die Sichtweise der Patientin auf das Verhalten der Eltern zu verändern. Wenn die Sichtweise der Patientin auf das Verhalten der Eltern nicht verändert werden kann, weil ihre Eltern sie tatsächlich abgelehnt haben, darf der Therapeut keine Veränderung erzwingen. In diesem Fall beinhaltet die Phase 3, ärgerlich zu werden, sich von der anderen involvierten Person abzuwenden und Distanz zu ihr aufzubauen. Das Thema kann auch in einer Imaginationsübung bearbeitet werden.

Die Patientin entwickelt nach Phase 3 Schuldgefühle, weil sie in der damaligen Situation nicht angemessen reagiert hat. Der Therapeut erklärt, dass die Patientin als Kind aufgrund der Umstände und aus Ermangelung von Vorbildern und Modellen, nicht in der Lage war, diese Art von Verhalten zu zeigen. Erst als Erwachsene hat sie die Möglichkeit bekommen, mithilfe des Therapeuten nach alternativen Verhaltensweisen zu suchen und sie auszuprobieren.

Der Therapeut fürchtet, die Patientin mit Schuldgefühlen wegen ihres damaligen Verhaltens zu belasten. Dieser Gedankengang des Therapeuten ist fehlerhaft. Die Schuldgefühle der Patientin sind unangemessen, da sie zu dieser Zeit ein Kind und nicht in der Lage war, mit diesen Situationen umzugehen. Das Rollenspiel ändert die Perspektive der Patientin auf ihre damalige Rolle und die Rolle ihrer Eltern. Dies kann einen kathartischen Effekt auf ihre persönlichen Schuldgefühle und ihre Emotionen bezüglich der Eltern haben. Die Patientin kann zu folgender Schlussfolgerung kommen: »Als Kind war ich schnell verängstigt, aber dies ist nicht länger nötig. Die Reaktion meiner Mutter auf meine Ängste war unangemessen, da sie überfordert und durch die vielen Kinder und die Scheidung belastet war.« Diese Aussage ruft völlig andere Emotionen hervor als die Schlussfolgerung »Meine Mutter hat mich nicht liebgehabt.«

5.5.2 Rollenspiel zu einer gegenwärtigen Situation

Wie bei dem Rollenspiel zu vergangenen Situationen können auch gegenwärtige Situationen in drei Phasen dargestellt werden.

Beim Rollenspiel zu gegenwärtigen Situationen liegt der Fokus nicht auf der Entstehung von Schemata, sondern darauf, wie Schemata durch Fehlinterpretation des Verhaltens anderer aufrechterhalten werden. Besonders der Rollenwechsel in Phase 2 bietet der Patientin die Möglichkeit, das Verhalten anderer Personen und den Effekt ihres Verhaltens auf das Verhalten anderer neu zu interpretieren.

Beispiel für ein Rollenspiel zu einer gegenwärtigen Situation

Es war Nora unklar, warum sie sich immer wieder in Streitigkeiten mit ihrem Freund verwickelte, wenn sie im bestrafenden Modus war. In diesem Modus bewertete sie seine Handlung überkritisch, sodass er ihr nichts recht machen konnte. Nachdem Nora in Rollenspielen einige Male die Rolle ihres Freundes übernommen hatte, entwickelte sie ein besseres Verständnis für die Auswirkungen ihres Verhaltens in diesem Modus. Ferner verstand sie, dass seine irritierten Reaktionen ihren bestrafenden Modus intensivierten (»sogar er ist gegen mich«). Sie wurde sich des Teufelskreises bewusst und schlug ihrem Freund vor, sich das nächste Mal eine halbe Stunde Auszeit zu gewähren, damit sie Gelegenheit bekommt, ihren bestrafenden Modus zu stoppen.

Wie bereits erwähnt ist das Rollenspiel zu vergangenen Situationen bei mehrdeutigen Situationen hilfreich, in denen das Verhalten einer anderen Person (meistens eines Elternteils) in dichotomer Weise bewertet wird. Das Rollenspiel zu gegenwärtigen Situationen ähnelt dem Rollenspiel zu vergangenen Situationen, nur verwendet die Patientin gegenwärtige Ereignisse und nicht solche der Vergangenheit. Während jeder Phase des Rollenspiels schreibt der Therapeut zusammen mit der Patientin die dysfunktionalen Interpretationen so genau wie möglich auf. Die Beziehung zwischen kognitiven, verhaltensorientierten und erlebnisorientierten Techniken wird bei dieser Technik des Rollenspiels deutlicher als bei Imaginationsübungen. Dieser enge Zusammenhang besteht auch bei der Zwei-oder-mehr-Stühle-Technik, die das Thema des nächsten Abschnitts ist.

5.6 Arbeit mit zwei oder mehreren Stühlen

Die unterschiedlichen Seiten der Persönlichkeit der Patientin werden unterschiedlichen Stühlen räumlich zugeordnet. Dies ist bei BPD-Patientinnen hilfreich, die sich nur schwer von ihrem bestrafenden oder Selbstschutz-Modus lösen können. Es ist ebenfalls nützlich, wenn es einen Widerstreit zwischen alten, dysfunktionalen Schemata und neuen, gesunden Schemata gibt. Dies wird auch als »Schema-Dialog« bezeichnet.

Zuerst wird beschrieben, wie die Zwei-Stühle-Technik im Umgang mit dem bestrafenden und dem Selbstschutz-Modus verwendet werden kann. Dann wird der Einsatz mehrerer Stühle besprochen.

Zwei-Stühle-Technik im Umgang mit dem bestrafenden oder überkritischen Modus

Hat sich die Patientin während einer Therapiesitzung im bestrafenden Modus festgefahren, ist es die erste Aufgabe des Therapeuten, dies der Patientin gegenüber anzusprechen. Häufig ist sich die Patientin ihres aktuellen Modus nicht bewusst. Der Therapeut überlegt zusammen mit der Patientin, welcher Modus während der jetzigen Therapiesitzung die dominante Rolle spielt. Danach schlägt er vor, diesen Modus auf einem separaten Stuhl zu platzieren (s. Tab. 5.5). Der leere Stuhl, auf dem die Patientin saß, bleibt frei für den Modus des verlassenen Kindes (kleine Nora). In diesem Moment ist sie nicht in der Lage, ihre Gefühle in Worte zu fassen.

Tabelle 5.5 Zwei-Stühle-Technik und der Einsatz mehrer Stühle

Modus	Platzierung des Modus	Therapeut	Patientin
Zwei-Stühle-Technik			
Bestrafender Modus	Leerer Stuhl	Coacht die Patientin im gesunden Erwachsenen-Modus	Gesunder Erwachsenen-Modus
Bestrafender Modus	Leerer Stuhl	Gesunder Erwachsener	Modus des verlassenen Kindes
Bestrafender Modus	Anderer Stuhl	Gesunder Erwachsener	Bestrafender Modus
Distanzierter Selbstschutz-Modus	Leerer Stuhl	Gesunder Erwachsener	Gesunder Erwachsenen-Modus
Distanzierter Selbstschutz-Modus	Leerer Stuhl	Coacht die Patientin im gesunden Erwachsenen-Modus	Modus des verlassenen Kindes
Distanzierter Selbstschutz-Modus	Anderer Stuhl	Gesunder Erwachsener	Distanzierter Selbstschutz-Modus

Modus	Platzierung des Modus	Therapeut	Patientin
Zwei-Stühle-Technik			
Distanzierter Selbstschutz-Modus	Anderer Stuhl	Modus des verlassenen Kindes	Zuerst distanzierter Selbstschutz-Modus, dann Modus des verlassenen Kindes
Einsatz mehrer Stühle			
Bestrafender Modus und Selbstschutz-Modus wechseln	Zwei leere Stühle	Coacht die Patientin im gesunden Erwachsenen-Modus	Gesunder Erwachsenen-Modus
Bestrafender Modus und Selbstschutz-Modus wechseln	Zwei leere Stühle	Gesunder Erwachsener	Modus des verlassenen Kindes
Bestrafender Modus und Selbstschutz-Modus wechseln	Zwei weitere Stühle	Gesunder Erwachsener	Bestrafender Modus und Selbstschutz-Modus
Bestrafender Modus und Selbstschutz-Modus wechseln	Drei weitere Stühle	Gesunder Erwachsener oder Modus des verlassenen Kindes	Bestrafender Modus und Selbstschutz-Modus
Zwei-Stühle-Technik mit Schemata und Bewältigungsstrategien			
Schema	Anderer Stuhl	Coacht die Patientin im gesunden Erwachsenen-Modus	Gesunder Erwachsenen-Modus
Bewältigungsstrategie	Anderer Stuhl	Coacht die Patientin im gesunden Erwachsenen-Modus	Gesunder Erwachsenen-Modus

Zuerst sitzt die Patientin auf dem Stuhl für den bestrafenden Modus und äußert alle dem Modus entsprechenden bestrafenden Kommentare. Danach sitzt die Patientin auf ihrem ursprünglichen Stuhl und der Therapeut fährt fort, indem er dem bestrafenden Modus erklärt, wie schädlich seine Anwesenheit für die Patientin im Kind-Modus (kleine Nora) ist. Im Anschluss bittet der Therapeut Nora, den Platz der kleinen Nora einzunehmen und ihm mit der Stimme der kleinen Nora zu erzählen, was sie stört.

Im Umgang mit dem bestrafenden Modus, der nur negative Auswirkungen auf die Patientin hat, tritt der Therapeut sehr selbstsicher, sogar verärgert auf, um den bestrafenden Modus zum Schweigen zu bringen.

Beispiel für Zwei-Stühle-Technik mit Patientin im bestrafenden Modus

P: Ich habe gestern verschlafen. Meinen neuen Job kann ich also eigentlich wieder vergessen. Ich bin so blöd.

T: Ich höre, dass Sie negativ über sich selbst sprechen. Ich glaube, Sie sind im bestrafenden Modus. Trifft das zu?

P: Es ist einfach oberblöd, am zweiten Arbeitstag zu spät zu kommen.

T: Ich finde Sie überhaupt nicht blöd und ich schlage vor, wir setzen Ihren bestrafenden Modus auf einen anderen Stuhl.
(zeigt auf einen leeren Stuhl)
Setzen Sie sich doch bitte dort hin und berichten mir, was der bestrafende Modus sagt?

P: Wenn es sein muss.
(setzt sich auf den anderen Stuhl)
Ich sage es noch einmal: Es ist bescheuert, schon zum zweiten Mal zu verschlafen.

T: Ich halte Sie nicht für bescheuert. Sie helfen der kleinen Nora nicht, wenn Sie so negativ über sie sprechen!

P: (greift den Therapeuten verbal an) Sie ist blöd und wird niemals aus ihren Fehlern lernen.

T: In Ordnung! Setzen Sie sich auf den Stuhl, auf dem Sie ursprünglich saßen, und hören Sie, was ich dem bestrafenden Modus zu sagen habe. (Mit lauter Stimme) Hören Sie sofort auf! Ständig machen Sie die kleine Nora schlecht. Ich will das nicht! (mit sanfter Stimme zu Nora) Was sagt der bestrafende Modus jetzt?

P: Mal ehrlich, sie ist ganz schön blöd, ständig in Probleme verwickelt, nicht in der Lage, Verantwortung zu übernehmen …

T: (Greift den bestrafenden Modus verbal an) Jetzt reicht es! Lassen Sie Nora in Ruhe, bis Sie bereit sind, sie zu unterstützen und nett zu ihr zu sein. Solange Sie diesen Blödsinn verzapfen, will ich nichts mehr von Ihnen hören.
(Patientin schweigt)

T: Was sagt der bestrafende Modus jetzt?

▶

P: Nichts mehr.
T: (mit freundlicher Stimme) Will sich die kleine Nora jetzt auf diesen Stuhl setzen? (Er weist auf einen weiteren Stuhl) Nun erzählen Sie, warum haben Sie verschlafen?
P: (traurig) Ich war die halbe Nacht wach, und als ich endlich eingeschlafen war, habe ich den Wecker überhört.
T: Also waren Sie lange wach und konnten nicht einschlafen, das ist ja schlimm. Haben Sie sich über irgendetwas Sorgen gemacht?

Viele Patientinnen finden es sehr schwierig, auf dem Stuhl für den bestrafenden Modus zu sitzen, besonders dann, wenn der Therapeut mit lauter, verärgerter Stimme zu dem Modus spricht. Um dies zu vermeiden, kehrt die Patientin zu ihrem eigenen Stuhl zurück, sobald der Therapeut beginnt, gegen den bestrafenden Modus zu kämpfen. Der Therapeut kann dann zu dem leeren Stuhl sprechen (s. Tab. 5.5). Alternativ kann die Patientin von vornherein auf ihrem Stuhl sitzen bleiben und nur berichten, was der bestrafende Modus sagen würde. Da der Therapeut von dem leeren Stuhl keine Antwort erhält, fragt er die Patientin, was der bestrafende Modus sagen würde, und reagiert entsprechend darauf. Auf diese Weise erzählt die Patientin weiter, was der bestrafende Modus sagt und ist gleichzeitig Beobachter des Kampfes zwischen Therapeut und bestrafendem Modus.

Beispiel für die Zwei-Stühle-Technik mit dem bestrafenden Modus auf dem leeren Stuhl

Variation des letzten Dialogs:
T: Ich halte Sie nicht für blöd und schlage vor, dass wir den bestrafenden Modus auf einen anderen Stuhl setzen. (Er zeigt auf den leeren Stuhl.) Könnten Sie sich bitte dorthin setzen und mir erzählen, was der bestrafende Modus sagt?
P: Nein, möchte ich nicht, weil ich Angst habe, dass Sie mit mir schimpfen.
T: In Ordnung, dann setzen wir nur den bestrafenden Modus auf den Stuhl und ich spreche mit dem leeren Stuhl. Wollen wir es so machen? (Patientin nickt.)
T: (zu dem leeren Stuhl) Sie halten Nora für bescheuert, weil sie ein zweites Mal verschlafen hat. Ich bin da anderer Meinung. Sie helfen Nora nicht, wenn Sie so abfällig über sie sprechen.
T: (schaut die Patientin an und fragt mit freundlicher Stimme) Was sagt der bestrafende Modus jetzt?
P: Dass Sie das nicht verstehen und dass ich sehr wohl blöd bin.
T: (mit lauter Stimme zu dem leeren Stuhl) Sofort hört das auf! Sie machen die kleine Nora schlecht und das lasse ich nicht zu!

▶

(Der Therapeut fährt fort, bis die Patientin ihm sagt, dass der bestrafende Modus jetzt ruhig ist. Dann spricht er mit der kleinen Nora.)

T: Warum haben Sie verschlafen?

P: Ich war die halbe Nacht wach, und als ich endlich eingeschlafen bin, habe ich den Wecker überhört.

T: Also waren Sie lange wach und konnten nicht einschlafen, das ist ja schlimm. Haben Sie sich über irgendetwas Sorgen gemacht?

Die Patientin kann den bestrafenden Modus selbst bekämpfen, indem sie die Stühle wechselt und abwechselnd den gesunden Erwachsenen-Modus und den bestrafenden Modus spielt (Young, Klosko & Weishaar, 2003). Wir empfehlen diese Methode jedoch nur, wenn die Patientin erfolgreich beide Modi darstellen kann. In diesem Fall beschränkt sich die Rolle des Therapeuten darauf, den gesunden Erwachsenen zu coachen. Die Patientinnen haben häufig Probleme, die richtigen Worte für den gesunden Erwachsenen-Modus zu finden und brauchen hierbei Unterstützung. Meistens jedoch wird die Zwei-Stühle-Technik in der frühen Phase der Therapie genutzt, um den bestrafenden Modus zumindest zeitweise zum Schweigen zu bringen. Die Patientinnen fühlen sich nach dieser Übung erleichtert und beschützt. Es gelingt dem Therapeuten dann besser, für das Wohlbefinden der Patientin zu sorgen und sie bei der Lösung ihrer Probleme zu unterstützen.

Probleme bei der Verwendung der Zwei-Stühle-Technik im Umgang mit dem bestrafenden oder überkritischen Modus

Manchmal ist die Patientin nicht in der Lage, den Kampf des Therapeuten gegen den bestrafenden Modus zu tolerieren, auch wenn der Stuhl natürlich leer bleibt. Der bestrafende Modus ist immerhin ein Teil der wirklichen Mutter oder des wirklichen Vaters. Folglich fürchtet die Patientin, dass mit dem Kampf gegen den bestrafenden Modus der ganze Elternteil verloren geht. Eine Vorstellung, die für die Patientin trotz des Missbrauchs und der Misshandlungen durch diesen Elternteil unerträglich sein kann. Der Therapeut erklärt dann, dass diese Technik den bestrafenden, schädlichen Anteil der Eltern zum Schweigen bringt. Es ist dazu nicht erforderlich, dass die Patientin ihre Eltern als Personen ablehnt. Damit kann verdeutlicht werden, dass die Ablehnung ausschließlich den problematischen Verhaltensweisen gilt. Psychoedukation über normale elterliche Reaktionen auf Fehler von Kindern wirkt zusätzlich unterstützend. Des Weiteren erklärt der Therapeut, dass man aus Fehlern mehr lernt, wenn man sie akzeptiert, als wenn man wegen der Fehler gedemütigt wird. Auf diese Weise bekommt die Patientin die nötigen Informationen, um zu verstehen, warum der Therapeut das Verhalten des bestrafenden Modus als übertrieben und schädigend wahrnimmt. Als Kompromiss kann der Therapeut einen weniger verärgerten Ton im Umgang mit dem bestrafenden Modus anschlagen. Trotzdem ist es seine Aufgabe, sicherzustellen, dass der bestrafende Modus inaktiv bleibt, sonst wird dieser Modus weiterhin die Emotionen der Patientin beherrschen. Auch wenn die Patientin hier sehr zurückhaltend ist, ist es ratsam, den bestrafenden Modus sehr bestimmt und entschlossen zu bekämpfen. Als Form der symbolischen Vertreibung kann der leere Stuhl des bestrafenden Modus vor die Tür gestellt werden.

Zwei-Stühle-Technik im Umgang mit dem distanzierten Selbstschutz-Modus

Der Ton des Therapeuten im Umgang mit dem distanzierten Selbstschutz-Modus ist zwar neutral (s. Kap. 9), seine Absicht bleibt jedoch dieselbe. Er will sicherstellen, dass sich auch dieser Modus zurückzieht und er die Therapiesitzung mit der kleinen Nora auf dem anderen Stuhl fortsetzen kann (s. Tab. 5.5 auf S. 73/74).

Beispiel für die Zwei-Stühle-Technik im Umgang mit dem distanzierten Selbstschutz-Modus

T: Wie geht es Ihnen heute?

P: (emotionslose Stimme) Gut.

T: Ist denn diese Woche etwas passiert, worüber Sie sprechen möchten?

P: (schaut zur Seite und gähnt) Nein, nicht wirklich.

T: Also ist alles in Ordnung?

P: Ja, vielleicht könnten wir die Therapiesitzung heute früher beenden?

T: Ich habe den Eindruck, dass Sie heute im Selbstschutz-Modus sind.

P: Was soll das heißen? Alles läuft gut.

T: Sie haben mich Anfang der Woche angerufen, weil es Ihnen nicht so gut ging und jetzt erzählen Sie mir, es läuft gut? Aus diesem Grund, glaube ich, dass Sie im Selbstschutz-Modus sind. Ich schlage vor, diesen Modus auf einen anderen Stuhl zu setzen, damit er sich im Hintergrund hält.

P: Ich habe keine Lust, mich auf einen anderen Stuhl zu setzen. Dazu bin ich viel zu müde.

T: Darf ich etwas zu dem Selbstschutz-Modus auf dem leeren Stuhl sagen?

P: Von mir aus.

T: (zu dem leeren Stuhl) Ich weiß, dass du heute mit gutem Grund hier bist, weil diese Woche ein paar blöde Sachen passiert sind. Aber ich würde dich bitten, mir die Gelegenheit zu geben, mit der kleinen Nora zu sprechen.

P: Das bringt nichts.

T: (zu dem leeren Stuhl) Ich verstehe, dass es dir schwerfällt, die kleine Nora mit ihren unangenehmen Wahrnehmungen und Emotionen allein zu lassen. Ich bin aber hier, um ihr zu helfen. Also bitte ich dich, mich wenigstens für den Rest der Therapiesitzung zu der kleinen Nora zu lassen. Ich verstehe, dass du notwendig bist und Nora davor bewahrst, zu verzweifeln, wenn sie alleine ist und sich schlecht fühlt. Aber jetzt bin ich hier, um Nora zu helfen, deshalb bitte ich dich, für einen Moment beiseite zu treten, damit ich mich um Nora kümmern kann. Ich sorge mich um sie und würde sie gerne unterstützen, das kann ich aber nur, wenn du mich durchlässt.

(Der Therapeut fährt in dieser Weise fort, bis er in der Lage ist, mit der kleinen Nora zu sprechen.)

Probleme bei der Verwendung der Zwei-Stühle-Technik im Umgang mit dem distanzierten Selbstschutz-Modus

Praktisch gibt es nur ein Problem mit dieser Technik und zwar dann, wenn der Selbstschutz-Modus sich hartnäckig weigert, in den Hintergrund zu treten. Obwohl der Selbstschutz-Modus schwierig ist, tritt der Therapeut diesem Modus nicht mit Ärger entgegen. Ansonsten riskiert er eine Aktivierung des bestrafenden Modus. Andererseits kann der Selbstschutz-Modus sehr stur sein. Dann tritt ihm der Therapeut mit zunehmender Bestimmtheit entgegen. Führt dies zu einer Aktivierung des bestrafenden Modus, lenkt der Therapeut sein Augenmerk auf den bestrafenden Modus und setzt ihn auf einen separaten Stuhl. In diesem Fall gibt es einen Stuhl für den bestrafenden Modus, einen für den Selbstschutz-Modus und einen für die kleine Nora. Auch wenn der Therapeut bei der Anwendung dieser Technik mit dem Selbstschutz-Modus redet, spricht er gleichzeitig in einer für die kleine Nora ansprechenden Stimmlage (»Ich sorge mich um Nora und ich weiß, dass sie hinter der Mauer steckt, die du um sie gezogen hast, aber ich muss mit ihr über ihre Emotionen reden …«). Dies motiviert die Patientin, den Selbstschutz-Modus fallen zu lassen und ein Gespräch über ihre Emotionen zuzulassen. Sobald die Patientin anfängt, über ihre Emotionen zu sprechen, war diese Technik erfolgreich und der Therapeut kann mit der Patientin ihre Gefühle und Bedürfnisse besprechen.

Der Therapeut darf sich sogar auf den Stuhl der kleinen Nora setzen und ihre Bedürfnisse artikulieren: Sie will ihren Gefühlen Ausdruck verleihen können und von ihrem Therapeuten Verständnis und Trost bekommen. Er erwähnt ebenfalls, dass der Selbstschutz-Modus Nora zwar schützt, ihr aber keine Möglichkeit zur Problemlösung bietet. Tatsächlich behindert der Selbstschutz-Modus Noras Entwicklung, da er ihr kein emotionales Erleben erlaubt.

Eine kognitive Technik, die eingesetzt wird, um hinter den Selbstschutz-Modus zu gelangen, ist eine Diskussion über die Vor- und Nachteile dieses Modus mit Nora (s. Abschn. 9.1, »Behandlungsmethoden im Umgang mit dem distanzierten Selbstschutz-Modus«).

Einsatz mehrerer Stühle

Ab und zu wird der bestrafende Modus verschwinden und sofort durch den Selbstschutz-Modus ersetzt werden, oder auch umgekehrt. Aus diesem Grund wird für den jeweils anderen Modus ein weiterer leerer Stuhl zu Verfügung gestellt. Auch wenn das an »Reise nach Jerusalem« erinnert, bleibt sich der Therapeut der Bedeutung dieser Stühle bewusst (Kontakt mit der kleinen Nora) und bewahrt so den Überblick. Ferner kann der Therapeut, um sich alle Kommunikationskanäle zu der kleinen Nora offen zu halten, einen dritten Stuhl für den Modus des verlassenen Kindes bereithalten (s. Tab. 5.5 auf S. 73/74).

Mithilfe dieser Technik versteht die Patientin besser, wie ihre Emotionen, ihre Gedanken und ihr Verhalten von den verschiedenen Modi beeinflusst werden. Sie wird auch feststellen, dass diese Dialoge mehr und mehr ein Teil ihrer eigenen Gedankengänge werden. Nora hat bereits früher schon die »Streitgespräche in ihrem

Kopf« erwähnt. Sie hat vom Therapeuten gelernt, dass es wichtig ist, dem bestrafenden Modus in ihrem Kopf keine Aufmerksamkeit zu schenken und den Selbstschutz-Modus loszulassen. Der Vorteil für den therapeutischen Prozess entsteht dadurch, dass sie dysfunktionales Verhalten ablegt und gleichzeitig den erwünschten gesunden Erwachsenen-Modus stärker erlebt. In keinem Fall spielt der Therapeut bei der Anwendung dieser Technik die Rolle des bestrafenden oder des Selbstschutz-Modus, da dies zu verwirrend für die Patientin wäre.

Der bestrafende und der Selbstschutz-Modus werden in folgenden Therapiesitzungen immer wieder auftreten, deshalb reicht es normalerweise nicht aus, diese Modi nur einmal in ihre Schranken zu weisen. Der Therapeut merkt dies an dem Tonfall der Patientin, wenn sie über sich selbst spricht. Sobald ihm eine Intonationsveränderung auffällt, fragt er die Patientin, ob ein relevanter Modus aktiv ist, bittet sie, diesem einen eigenen Stuhl zuzuweisen und den beschriebenen Prozess zu wiederholen.

Einsatz von zwei oder mehreren Stühlen im Umgang mit dysfunktionalen Schemata oder Bewältigungsstrategien

In der Endphase der Therapie kann diese Technik auch im Umgang mit dysfunktionalen Schemata oder Bewältigungsstrategien angewendet werden. Das problematische Schema oder die Bewältigungsstrategie wird auf einen Stuhl gesetzt und der gesunde Erwachsene auf einen anderen. Die Patientin sitzt auf einem der beiden Stühle, während der Therapeut sie im gesunden Erwachsenen-Modus coacht.

5.7 Emotionen erleben und Ausdruck verleihen

Es ist ein wichtiges Ziel, dass BPD-Patientinnen lernen, das Erleben intensiver negativer Emotionen zuzulassen, ohne wegzulaufen oder impulsiv zu reagieren. Der Therapeut erklärt, warum Emotionen wichtig, gesund und ein funktionaler Teil des menschlichen Lebens sind. Er erläutert, was Emotionen genau sind, was der Unterschied zu Wahrnehmungen und Gedanken ist und dass sie körperliche Symptome auslösen können. Er beginnt mit den basalen Emotionen: Angst, Ärger (und Wut), Trauer (und Niedergeschlagenheit), Glück, Freude und Ekel. Expositionstechniken, wie sie aus der Verhaltenstherapie bekannt sind, oder das Schreiben von Briefen an Personen, welche die Patientin misshandelt haben (ohne sie abzuschicken), können bei der Entwicklung von Akzeptanz und Toleranz gegenüber den eigenen Emotionen hilfreich sein (Arntz, 2004).

Wenn kognitive Tagebücher benutzt werden, dann ist das Beschreiben der von bestimmten Situationen ausgelösten Emotionen ein wesentliches Element (s. Kap. 6 und Anhang B). Es ist besonders schwierig für BPD-Patientinnen, mit Wut umzugehen, deshalb widmen wir diesem Thema einen eigenen Abschnitt.

Wut

Wut zu erleben und ihr Ausdruck zu verleihen (Modus der wütenden Nora), ist eine außergewöhnlich schwierige Aufgabe für BPD-Patientinnen. Eine kleine Minderheit der BPD-Patientinnen beginnt die Therapie und ist wütend auf alle und alles, einschließlich des Therapeuten. Die meisten Patientinnen halten ihre Wut jedoch zurück, da die Erfahrung sie gelehrt hat, dass offen zur Schau gestellte Wut schlimme Konsequenzen hat. Ab und zu erleben sie einen unkontrollierbaren und unerwarteten Wutausbruch, der die Patientin noch mehr verunsichert und die Angst, ihrer Wut Ausdruck zu verleihen, noch verstärkt.

Wenn die Patientin während der Therapiesitzung ihre Wut vom Standpunkt eines wütenden Kind-Modus zeigt, verstärkt dies der Therapeut. Er ist sehr vorsichtig darin, wie er auf ihre Wut reagiert. Zeigt er sich zu verständnisvoll, wird er die Wut der Patientin zeitweise dämpfen. Nimmt er den Ausdruck von Unzufriedenheit persönlich, reagiert er in seinem eigenen bestrafenden Modus und verstärkt die Erwartung der Patientin, dass ihre starken Gefühlsregungen Missfallen auslösen. Er dämpft außerdem ihre Wut zu schnell, wenn er sich sofort verteidigt. Am besten gibt er der Patientin zunächst Raum für ihre Wut, damit sie ausdrücken kann, was sie belastet. In neutralen Tonfall fragt er nach, worüber sie sich ärgert und ob es weitere Gründe für ihre Wut gibt. Erst dann kann der Therapeut Mitgefühl zeigen und ihr Recht, wütend zu sein, anerkennen. Und erst dann kann die Verbindung zwischen der Wut der Patientin und dem Modus des wütenden Kindes hergestellt werden. Währenddessen hat sich die Patientin etwas beruhigt und der Therapeut kann mit ihr die realistischen und unrealistischen Elemente ihrer Geschichte diskutieren. Um der Patientin zu zeigen, wie sie mit ihrer Wut in Zukunft angemessen umgehen kann, bietet sich das Rollenspiel zur Erprobung mehrerer Verhaltensalternativen an. In Tabelle 5.6 sind vier Schritte im Umgang mit Wut aufgelistet.

Tabelle 5.6 Wut Ausdruck verleihen

(1) Freier Ausdruck von Wut	Der Therapeut bleibt neutral und befragt die Patientin weiter.
(2) Empathie	Der Therapeut zeigt Mitgefühl mit dem aggressiven emotionalen Zustand und stellt eine Verbindung zu den Modi her.
(3) Realitätsüberprüfung	Der Therapeut bespricht mit der Patientin, welche Anteile ihrer Wut angemessen sind und welche nicht.
(4) Einüben von selbstbewussten Verhaltensweisen	In einem Rollenspiel wird ein besserer Umgang mit ähnlichen Situationen in der Zukunft erprobt.

Beispieldialog: Umgang mit Wut

P: Sie haben keine Ahnung. Ich weiß nicht, warum ich überhaupt noch hierher komme. Ich habe heute Morgen Ihre Sekretärin angerufen und mir von ihr meinen Termin bestätigen lassen, aber die unfähige Kuh hat mich zur falschen Zeit einbestellt. Also musste ich eine Stunde in Ihrem langweiligen Wartezimmer hocken.

T: (in neutralem Tonfall) Ich höre, dass Sie böse auf meine Sekretärin und mich sind, weil ich Sie nicht verstehe. Gibt es noch einen Grund, dass Sie wütend sind?

P: Oh ja. Sie haben ja keine Ahnung, wie langweilig Ihr Wartezimmer ist. Kein Sonnenstrahl findet den Weg herein und auf dem Tisch liegen nur alte Klatschblätter. Und die Leute sind unfreundlich. Grüßen können sie nicht, das wäre zu viel verlangt.

T: (in neutralem Tonfall) Also sind Sie wütend, weil Sie eine Stunde im Wartezimmer sitzen mussten und die Leute dort ihnen unsympathisch waren. Gibt es noch einen Grund für Ihre Wut?

P: Ich habe heute Morgen mit meinen Kindern gestritten. Sie wollten nicht aufstehen und waren schon sehr spät dran. Das endete damit, dass ich sie beschimpft habe, als sie aus dem Haus gegangen sind.
(Das geht solange weiter, bis sie all ihrer Wut Luft gemacht hat. Der Therapeut sammelt so viele Informationen wie möglich über die Ursachen der Wut der Patientin und führt das Gespräch mit einfühlsamer Stimme fort.)

T: Ich verstehe, dass Sie wütend wurden. Es war dumm von mir, unseren Termin nicht in den Kalender meiner Sekretärin einzutragen. Ich verstehe, dass sich die kleine Nora verlassen vorkam und jetzt Zweifel hat, ob sie mir noch trauen kann.

P: Ich dachte, dass auch Sie keine Lust mehr haben, sich mit mir abzugeben. Gerade jetzt vor Ihrem Urlaub.
(Der Therapeut bespricht dann ausführlich die Gefühle der Patientin bezüglich seiner anstehenden Ferien. Danach erörtern sie Situationen, in denen die Patientin ihrem Ärger unangemessen Luft gemacht hat – zum Beispiel als sie ihre Kinder beschimpfte –, und der Therapeut erläutert (im Rahmen eines Rollenspiels), wie sie in diesen Situationen ihrer Wut angemessen Ausdruck verleihen kann.)

Manche Patientinnen trauen sich nicht, ihre Wut zu zeigen. Sie geben viele logische Gründe an, warum sie ohne diese Emotion auskommen wollen, weil sie Angst vor dem Kontrollverlust und den Konsequenzen der unkontrollierten Wut haben. Der Therapeut erklärt, dass dieses Ansammeln von Wut für ihre unerwarteten und unkontrollierbaren Ausbrüche verantwortlich ist, die dann zum falschen Zeitpunkt stattfinden und gegen die falschen Personen gerichtet werden. In diesem Fall fungiert der Therapeut als Modell, das der Patientin zeigt, wie man verbal unterschiedliche Wutstärken ausdrücken kann: Gegen ein Kissen boxen, mit den Füßen auf dem Boden stampfen und der jeweiligen Person mitteilen, worüber man wütend ist. Der Therapeut fordert die Patientin auf, es an ihm auszuprobieren. Wenn die Patientin Schwierigkeiten hat, die Wut wahrzunehmen, aber die körperlichen Symptome spürt, rät der Therapeut ihr, sich darauf zu konzentrieren. Jeder Mensch nimmt unterdrückte Wut unterschiedlich wahr, zum Beispiel durch Kopfschmerzen, Magenschmerzen und eine angespannte Muskulatur. Manche Patientinnen ballen sogar ihre Fäuste, ohne es zu merken. Der Therapeut bittet die Patientin, ihre ganze Konzentration auf Spannung oder Schmerz in ihrem Körper zu richten. Zusammen mit der Patientin versucht er, herauszufinden, was diese Wahrnehmungen bedeuten. Falls sie diese Wahrnehmungen und die zugehörige Emotion anerkennt oder zumindest bemerkt, kann der Therapeut mit ihr besprechen, wie sie damit in Zukunft umgehen kann und dass sie die Emotion Wut ausdrücken kann. Der Therapeut schlägt ihr vor, während und außerhalb der Therapie so viel wie möglich den Ausdruck milder Wut oder Irritationen zu üben. Dies vermeidet, dass sich unbewältigte Erlebnisse mit Ärger anstauen. Sie wird die Reaktionen der anderen Menschen, ihrer »Gegner«, erleben und meist feststellen, dass diese weniger schlimm sind als befürchtet. Noch viel wichtiger ist, dass der Patientin bewusst wird, dass die unkontrollierten Wutausbrüche seltener werden, wenn sie Wut zum angemessenen Zeitpunkt zeigt. Eine weitere wichtige Übung für die Patientin ist es, die Emotion Wut zu akzeptieren und zu tolerieren, ohne unmittelbar zu handeln. Dabei bemerkt sie, dass selbst diese Emotion mit der Zeit abklingt, und lernt, wie es gelingt, auch bei starken Emotionen die Selbstkontrolle zu behalten.

Erleben und Ausdruck von weiteren Emotionen

BPD-Patientinnen befürchten oft auch bei Angst, Traurigkeit oder Freude, die Kontrolle zu verlieren und von ihren Gefühlen überrollt zu werden. Um herauszufinden, welche Emotion gerade aktiviert wird, kann die Patientin wie beim Erleben der Wut auf ihre körperlichen Symptome achten. Zum Beispiel kann flaches, schnelles Atmen und sich Festklammern an der Stuhllehne ein Hinweis darauf sein, dass die Patientin die Emotionen Angst oder Trauer vermeidet. Indem sie diese Emotionen während der Therapiesitzung Schritt für Schritt zulässt, entdeckt sie, dass es möglich ist, mit diesen Emotionen umzugehen. Die Patientin wird dann auch außerhalb der Therapiesitzungen einen neuen Umgang mit Emotionen versuchen. Die Konzentration auf bestimmte Arten von Musik oder auf Filme, die Emotionen intensiv ansprechen, kann diesen Prozess unterstützen.

Möglicherweise dauert es lange, bis die Patientin ihre Emotionen jemand anderem als dem Therapeuten offenlegen kann. Möglicherweise gelingt dies mit einem engen Freund oder eigenen Kindern. Aber erst wenn der gesunde Erwachsenen-Modus stark genug entwickelt ist und die Patientin Beziehungen zu anderen gesunden Erwachsenen aufbauen konnte, erscheint es ratsam, diese Techniken auch außerhalb der Sicherheit der Therapiesitzung oder einer guten Beziehung zu üben.

Beispiel: Konzentration auf körperliche Symptome, um Gefühle zu erkennen und zu benennen

Nora würde sich gerne um ein Praktikum bewerben, aber sie schafft es nicht. Ihr Therapeut sucht nach Gründen. Nora scheint zu glauben, dass sie einfach niemand will. Der Therapeut fragt sie, welche Emotion das bei ihr auslöst.

P: Ich weiß nicht, was ich fühle.

T: Merken Sie irgendetwas in Ihrem Körper?

P: Ja, mein Bauch tut weh.

T: Konzentrieren Sie sich auf den Schmerz in Ihrem Bauch.

P: Ich weiß nicht, ob ich das kann.

T: Vielleicht hilft es, wenn Sie Ihre Hand auf die Stelle legen, wo es weh tut.

P: (tut das) Es wird nur schlimmer.

T: Versuchen Sie es einfach, konzentrieren Sie sich auf den Schmerz und versuchen Sie, zu verstehen, was dieser Schmerz bedeutet.

P: Ich glaube, dass ich in Wirklichkeit Angst habe. Manchmal tut mein Bauch weh, wenn ich Schwierigkeiten habe. Ja, ich habe Angst, dass die Leute mich bei dieser Arbeit ausnutzen.

T: Also scheint es, als ob der Bauchschmerz ein Zeichen ist, dass Sie Angst haben.
   (Patientin nickt)

T: Das bedeutet, dass der Bauchschmerz ein Signal für Sie sein könnte, herauszufinden, was Sie bedrückt und Ihnen Angst macht.

Briefe schreiben

Die Patientin kann durch das Schreiben von Briefen lernen, wie sie ihren Gefühlen Ausdruck verleihen kann. Diese Technik wird häufig bei der Behandlung der Folgen von Traumatisierung eingesetzt, kann aber auch beim Ausdruck und Erleben von Emotionen in anderen Situationen helfen. Die Patientin schreibt einen Brief an die Person, die für ihren Schmerz verantwortlich ist. Darin beschreibt sie ihre Verzweiflung oder ihre Wut. Im Allgemeinen wird dieser Brief nie abgeschickt. Die Technik ist nicht auf negative Gefühle beschränkt, sondern kann der Patientin auch beim Erlernen des Ausdrucks positiver Emotionen helfen. Wenn sie diese Briefe laut während einer Therapiesitzung vorliest, wird sie mit ihren Emotionen konfrontiert.

Sie kann dem Therapeuten auch Briefe über ihre Emotionen schreiben, die sie während der Therapiesitzung spontan nicht in Worte fassen kann, und diese am besten in der Therapiesitzung vorlesen. Der Therapeut kann diese Briefe als Anhaltspunkte nutzen, um zu ergründen, warum sie über bestimmte Themen nur schwer sprechen kann. Vielleicht ist der Selbstschutz-Modus aktiv und behindert das Erleben starker Emotionen. Andererseits kann sie im bestrafenden Modus denken, dass bestimmte Themen geheim bleiben müssen. Oder die Patientin im Modus des verlassenen Kindes schämt sich. Das Ansprechen der Rolle dieser Modi hilft der

Patientin in späteren Phasen der Therapie, über ihre Emotionen zu sprechen und die Notwendigkeit zum Schreiben von Briefen wird weniger.

In diesem Kapitel haben sich die verschiedenen Techniken auf das emotionale Erleben der Patientin bezogen und heißen deshalb erlebnisorientierte Techniken. Durch diese Techniken kann die Patientin ihren Emotionen häufiger und angemessener Ausdruck verleihen und sie auf neue Weise interpretieren. Aus diesem Grund sind diese Techniken ein wichtiger Teil der Schematherapie. Dennoch bleiben die Techniken auch mit den Zugangswegen Denken und Handeln verknüpft, damit die Patientin aus ihrem veränderten Verständnis heraus noch weitere neue Verhaltensweisen entwickeln kann.

Kapitel 6 beschreibt, wie kognitive Techniken zur Veränderung des Selbstbildes der Patientin und zu der Art und Weise, die Welt und andere Menschen einzuschätzen, beitragen.

6 Kognitive Techniken

Kognitive Techniken können eingesetzt werden, um dysfunktionale Überzeugungen der Patientin über aktuelle und vergangene Erlebnisse zu analysieren und zu verändern. Auch die therapeutische Beziehung kann mit dieser Technik analysiert werden (s. Abschn. 4.3 »Kognitive Techniken und die therapeutische Beziehung«). Kognitive Therapie im klassischen Format ist für BPD-Patientinnen in der ersten Phase der Therapie keine Option. Dennoch können sie eine Verbindung zwischen Situationen, Emotionen, Gedanken und assoziierten Modi herstellen (s. Tab. 6.1). Der Therapeut sucht nach Verbindungen zwischen gegenwärtigen Situationen und Erlebnissen in der Vergangenheit der Patientin. Zum Beispiel kann eine Patientin im Modus des verlassenen Kindes schon bei dem bloßen Gedanken in Panik geraten, ihr Freund könne weggehen, weil sie in ihrer dysfunktionalen Überzeugung glaubt, er verlasse sie für immer. In diesem Fall verdeutlicht der Therapeut den Zusammenhang zwischen der gegenwärtigen Situation und den Erlebnissen der Vergangenheit. Im Falle dieser Patientin hatte ihre Mutter tatsächlich die Familie für einige Wochen verlassen, ohne ihren Kindern zu sagen, warum sie ging und wann sie zurückkehren würde. Dies ist eine nicht nur für kleine Kinder unverständliche, Angst machende und existentiell bedrohliche Situation. Somit wird die Patientin jedes Mal, wenn jemand sie »verlässt«, von unerwarteten Gedanken und Gefühlen überschwemmt, die in Beziehung zu diesem vergangenen Ereignis stehen. Dennoch sind diese Gefühle und Gedanken, die in der Kindheitssituation angemessen waren, der heutigen Situation, in der sie sich als Erwachsene befindet, nicht mehr angemessen. In ähnlicher Weise können die Reaktionen von Patientinnen im Modus des wütenden Kindes und im bestrafenden Modus auf Erfahrungen in der Kindheit der Patientin zurückgeführt werden. Für die Patientin ist es sehr erleichternd, eine Erklärung für ihre unkontrollierbaren emotionalen Zustände zu finden und diese mit vergangenen Situationen in Verbindung bringen zu können.

Tabelle 6.1 Kognitives Modus-Tagebuch (s. Anhang B)

Situation (Was hat mein Verhalten ausgelöst?)
Mein Freund wollte etwas in einem Geschäft in der Stadt abholen und kam eine Stunde zu spät nach Hause.

Emotionen (Wie habe ich mich gefühlt?)
Wütend, Panik hat mich erfasst.

Gedanken (Was habe ich gedacht?)
Er ist schon wieder zu spät dran, ich bin ihm nicht wichtig. Er liebt mich nicht.

▶

Tabelle 6.1 (Fortsetzung)

Verhalten (Was habe ich getan?)

Ich habe nach ihm Ausschau gehalten und ihn ständig auf dem Handy angerufen, das abgeschaltet war.

Meine Modi

Welche Modi haben in dieser Situation eine Rolle gespielt? Unterstreichen Sie die Modi, die Sie bei sich entdecken, und beschreiben Sie, was dazugehört.

(1) Selbstschutz-Modus:

(2) Modus des verlassenen oder missbrauchten Kindes: *Ich hatte Angst, er kommt nicht mehr zurück, weil er mich nicht mehr liebhat.*

(3) Modus des wütenden oder impulsiven Kindes: *Ich wurde immer wütender, weil er es nicht für nötig hielt anzurufen, und sogar sein Handy ausgeschaltet hatte. Er macht das mit Absicht.*

(4) Bestrafender oder überkritischer Modus: *Er liebt mich aus gutem Grund nicht mehr. Mich kann man ja gar nicht mögen.*

(5) Gesunder Erwachsenen-Modus:

Gerechtfertigtes Verhalten (Welcher Teil meines Verhaltens war gerechtfertigt?)

Er kommt sonst nie zu spät, also hatte ich Grund, beunruhigt zu sein.

Überreaktion (Welche Verhaltensweisen waren übertrieben?)

Inwiefern habe ich überreagiert oder die Situation falsch interpretiert?

Der Gedanke, dass er mich nicht mehr liebt, war eine Überreaktion, weil ich den Grund für sein Zuspätkommen nicht kannte.

Haben meine Handlungen die Situation verschlimmert?

Im Modus des verlassenen Kindes habe ich ihn immer wieder angerufen. Da ich ihn aber nicht erreicht habe, geriet ich immer mehr in Panik.

Erwünschtes Verhalten

Wie wäre ich besser mit der Situation umgegangen?

Da er bisher immer pünktlich war, muss es einen guten Grund für seine Verspätung geben. Es genügt, wenn ich wütend werde, wenn herauskommt, dass er mich vergessen hat.

Wie könnte ich zur Lösung des Problems beitragen?

Ich könnte etwas anderes unternehmen und mich so von meinen Sorgen ablenken. Wenn er in einer Stunde noch nicht da ist, rufe ich im Krankenhaus und bei der Polizei an.

Welche Emotion würde sich aus der neuen Lösung ergeben?

Allenfalls noch etwas besorgt.

Nach der Anwendung erlebnisorientierter Techniken ist die kognitive Analyse einer Situation nötig, um eine Erfahrung auf kognitivem Niveau zu strukturieren. Dies wird detailliert in der Beschreibung des Rollenspiels zu vergangenen Situationen dargelegt (s. »Rollenspiel zu vergangenen Situationen« in Abschn. 5.5).

Wenn die Therapie an einem Punkt angelangt ist, an dem die Patientin ihre dysfunktionalen Kognitionen ansprechen kann, ohne von negativen Emotionen überwältigt zu werden, vermittelt ihr der Therapeut, wie sie ihre verschiedenen Gedanken durch kognitive Techniken differenzierter betrachten kann. Führt man diese Techniken zu früh in die Therapie ein, so werden sie von der Patientin als bestrafend oder sinnlos empfunden. Wenn der Therapeut die Patientin in der Lage sieht, ein kognitives Tagebuch für verschiedene Modi zu führen (Tab. 6.1 und Anhang B), können beide zusammen die dysfunktionalen Gedanken der Patientin mit einem sokratischen Dialog und einem Experiment kritisch überprüfen (s. Kap. 7). Die am häufigsten eingesetzten kognitiven Disputationstechniken sind bei Patientinnen mit BPD nicht angemessen. In den Beispielen in Tabelle 6.1 können die Unterschiede zwischen gerechtfertigten Verhaltensweisen und Überreaktionen erst ausformuliert werden, wenn komplexere Disputationsmethoden angewendet werden (siehe auch die weitere Diskussion). Der Therapeut und die Patientin halten diese kritische Überprüfung schriftlich als zusätzliche Information zum kognitiven Tagebuch für Modi fest. Mit dieser Methode können verschiedene kognitive Tagebücher geführt werden. Mehr Informationen über kognitive Tagebücher finden sich in der allgemeinen Literatur über kognitive Therapie.

Im Folgenden werden häufige kognitive Verzerrungen aufgeführt, die den kognitiven Prozess bei der Patientin dominieren können:

▶ **Übergeneralisierung.** Man nimmt an, dass etwas immer wieder passieren wird, weil es einmal geschehen ist. Die Patientin denkt beispielsweise, sobald sie einen Fehler gemacht hat, dass niemals etwas bei ihr funktionieren wird und sie eine Versagerin ist.

▶ **Emotionale Beweisführung.** Schlussfolgerungen über andere und über sich selbst basieren auf den eigenen emotionalen Zuständen. Beispielsweise denkt die Patientin, der Therapeut sei nicht vertrauenswürdig, weil sie sich während der Therapiesitzung unwohl fühlt.

▶ **Personalisierung.** Die Erfolge oder Misserfolge hängen scheinbar nur von der Person der Patientin ab, obwohl realistisch betrachtet ihr Einfluss relativ gering ist. Ein Beispiel für Personalisierung ist die Annahme, dass der Tod eines nahen Freundes die Schuld der Patientin sei, obwohl dieser an einer schweren Krankheit verstorben ist.

▶ **Zufälle gibt es nicht.** Die Patientin glaubt nicht an die Existenz von Zufällen oder Unfällen. Sie ist der Meinung, dass jedes Ereignis absichtlich oder zu einem bestimmten Zweck stattfindet. In diesem Gedankengang werden Fehler zu Lügen und das Vergessen von Dingen wird zum Betrug. Jemand, der einen Fehler macht oder einen Rückschlag erleidet, verdient eine Strafe und nicht das Mitgefühl seiner Mitmenschen. Die Patientin geht zum Beispiel davon aus, dass es ihr Fehler ist, wenn sie durch eine Autopanne zu einem Vorstellungstermin zu spät kommt.

► **Schwarz-Weiß-Denken.** Für die Patientin gibt es nur alles oder nichts. Menschen sind gut oder schlecht, etwas ist wahr oder unwahr, andere Erklärungen existieren einfach nicht. Die Patientin nimmt zum Beispiel an, dass jemand ohne Arbeitsstelle als wertlos zu betrachten ist.

Diese Denkweisen stimulieren den bestrafenden Modus und/oder den Selbstschutz-Modus. Diese Art zu denken kann mithilfe eines kognitiven Tagebuches oder während der Therapiesitzung mithilfe des sokratischen Dialogs in Kombination mit komplexen kognitiven Techniken infrage gestellt werden.

Die Neigung, alle Dinge schwarz oder weiß zu betrachten, führt zu undurchdachten Lösungen, die ein bedeutsamer Beitrag zu Konflikten und intensiven Emotionen sind. Kognitive Techniken helfen bei der Entwicklung einer differenzierten Betrachtung der Dinge und modifizieren das Schwarz-Weiß-Denken.

Die wichtigsten Techniken, um eine nuancierte Betrachtungsweise zu fördern, sind das Üben von Bewertungen auf einer visuellen Analogskala, die mehrdimensionale Bewertung, das Kreisdiagramm, die zweidimensionale Abbildung von vermuteten Zusammenhängen, die Gerichts-Übung und die Überprüfung der persönlichen Vergangenheit. Weitere Möglichkeiten, gesunde Sichtweisen und gesunde Schemata zu unterstützen, sind die Selbstinstruktionskarten und ein Tagebuch positiver Ereignisse. Alle diese Techniken werden nur kurz beschrieben, da ausführliche Erläuterungen in der Literatur zu finden sind (Arntz & Bögels, 2000; Beck, 1995; van Oppen & Arntz, 1994; Padesky, 1994; Sprey, 2002).

6.1 Der sokratische Dialog

Um herauszufinden, welche Verhaltensweisen gerechtfertigt und welche überzogen sind, untersuchen der Therapeut und die Patientin Gedanken mithilfe des sokratischen Dialogs. Ein sokratischer Dialog zwischen Therapeut und Patientin erlaubt der Patientin die Entdeckung, dass es mehr als nur eine Interpretationsmöglichkeit eines Erlebnisses gibt. In diesem Dialog stellt der Therapeut immer wieder offene Fragen, die mit den Frageworten »Wer«, »Wann«, »Was«, »Warum« und »Wie« beginnen. Das Ziel ist es, die Patientin zu ermutigen, ihre dysfunktionalen Gedankengänge zu überprüfen.

Beispiele für häufige Fragen sind:
► Woher wissen Sie das?
► Welche Tatsachen stützen diese Argumentation? Welche sprechen dagegen?
► Wie funktioniert das?
► Wie oft ist es schon passiert?
► Wie denken Leute in Ihrem Umfeld darüber?
► Stellen Sie sich vor, es passiert wirklich, wäre es so schlimm?
► Wenn es wirklich passiert, was könnten Sie dagegen tun?

Zur Führung des sokratischen Dialogs ist ein genügend entwickelter gesunder Erwachsenen-Modus notwendig, damit die Patientin alternative Interpretationen in Erwägung ziehen kann. Aus diesem Grund sind Patientinnen mit Borderline-Persönlichkeitsstörung in der frühen Phase der Therapie oft nicht in der Lage, einen sokratischen Dialog zu gestalten. Wenn der gesunde Erwachsenen-Modus an Stabilität gewonnen hat, kann der Therapeut der Patientin Hausaufgaben mitgeben. So kann er ihr raten, außerhalb der Therapiesitzungen ihr kognitives Modus-Tagebuch auszufüllen, problematische Gedanken kritisch zu überprüfen und alternative Interpretationen zu testen (s. Tab. 6.2). Im Anschluss an das Ausfüllen des ersten Teils des kognitiven Modus-Tagebuchs (Tab. 6.2) beginnt die Patientin mit dem zweiten Teil des Tagebuchs (Tab. 6.3).

Tabelle 6.2 Kognitives Modus-Tagebuch (s. Anhang B)

Ereignis (Was hat mein Verhalten ausgelöst?)
Meine Freundin sagte mir, sie mag es nicht, wenn ich sie eine halbe Stunde warten lasse.

Emotionen (Wie habe ich mich gefühlt?)	**Stärke dieser Emotion**
Ängstlich	80

Gedanken (Was habe ich gedacht?)	**Glaubwürdigkeit**
Sie mag mich nicht mehr und wird den Kontakt abbrechen.	90

Verhalten (Was habe ich getan?)
Ich war still und habe nichts mehr gesagt.

Meine Modi
(Welche Modi können in dieser Situation eine Rolle gespielt haben?
Unterstreichen Sie die Modi, die Sie bei sich selbst entdecken und beschreiben Sie, was dazugehört.)
(1) Selbstschutz-Modus:
Ich kann nicht mit dem Gedanken umgehen, sie zu verlieren und ziehe mich zurück.
(2) Modus des verlassen oder missbrauchten Kindes:
Angst, verlassen zu werden.
(3) Modus des wütenden oder impulsiven Kindes:
(4) Bestrafender oder überkritischer Modus:
Du machst auch alles falsch.
(5) Gesunder Erwachsenen-Modus:

Kritische Überprüfung der Gedanken (Stellen Sie kritische Fragen zu Ihren Gedanken.)
Anzeichen, dass meine Freundin mich nicht mehr mag und den Kontakt abbrechen wird:
Sie sagte mir, sie mag es nicht, wenn ich sie warten lasse.

Tabelle 6.2 Kognitives Modus-Tagebuch (s. Anhang B)

Am Anfang konnte sie nicht glauben, dass es nicht meine Schuld war, da meine Mutter angerufen hatte und sich über alles beschwerte. Wir haben kein neues Treffen vereinbart.

Anzeichen, dass meine Freundin mich mag:
Nachdem wir über meine Verspätung gesprochen hatten, war sie genau so freundlich wie immer. Als wir uns verabschiedeten, schlug sie vor, dass wir uns bald treffen.

Wie würde jemand anderes darüber denken?
Ich sollte die Sache nicht so tragisch nehmen, da ich sie schon seit vier Jahren kenne und sie in früheren Konfliktsituationen nie unsere Freundschaft beendet hat.

Alternative Gedanken
Es ist klar, dass mir ihre Kritik nicht gefallen hat, aber in einer solchen Situation brauche ich nicht gleich vom Schlimmsten ausgehen.

Tabelle 6.3 Fortsetzung des kognitiven Modus-Tagebuchs (s. Anhang B)

Gerechtfertigtes Verhalten
Es war unangenehm, kritisiert zu werden. Es war gut, dass ich mich entschuldigt habe.

Überreaktionen (Welche Verhaltensweisen waren übertrieben?)
Inwiefern habe ich überreagiert und Sachverhalte falsch eingeschätzt?
Ich habe überreagiert, als ich dachte, sie wolle unsere Freundschaft beenden.

Haben meine Handlungen die Situation verschlimmert?
Der Selbstschutz-Modus hat dazu geführt, dass ich den Kontakt abbrechen wollte, und deshalb war der Abend nicht so schön wie erwartet.

Erwünschte Reaktion (Wie hätte ich in der Situation reagieren sollen?)
Es ist klar, dass mir ihre Kritik nicht gefallen hat, aber in einer solchen Situation brauche ich nicht gleich vom Schlimmsten ausgehen.

Wie wäre ich besser mit der Situation umgegangen?
Ich hätte ihr sagen können, dass mich ihre Aussage wirklich verunsichert hat und ich Angst hatte. Dann hätten wir darüber sprechen können.

Welche Emotion würde sich aus der neuen Lösung ergeben?
Erleichterung

6.2 Üben von Bewertungen auf einer visuellen Analogskala

Wenn die Patientin nur in Schwarz-Weiß-Kategorien über sich selbst und andere denkt, kann eine nuancierte Sichtweise durch eine visuelle Analogskala gefördert werden.

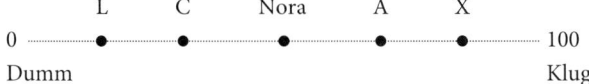

L: Cousin mit schwerem Geburtstrauma

C: Freund mit Realschulabschluss

A: Freund, der an der Universität studiert

X: Nobelpreisträger

Abbildung 6.1 Beispiel einer visuellen Analogskala

Die Skala reicht von einem Extrem (z. B. dumm) zu einem anderen (z. B. klug). Der Therapeut zeichnet eine Linie auf ein Flipchart und schreibt »dumm« (0) auf die linke und »klug« (100) auf die rechte Seite. Der Therapeut bittet die Patientin, sich selbst auf dieser Skala einzuschätzen, d. h. anzugeben, für wie »dumm« sie sich selbst hält. Die meisten Patientinnen wählen die 0 oder einen Punkt nahe der 0. Der Therapeut bittet sie, in einem nächsten Schritt zwei Extrembeispiele (z. B. eine sehr schlaue und eine sehr dumme Person) zu nennen und dann andere Personen zwischen diesen Extremen zu platzieren (s. Abb. 6.1). Im Anschluss wird die Patientin gebeten, wieder sich selbst einzuschätzen. Auf diese Weise hat sie die Möglichkeit zu entdecken, dass sie entgegen ihrer vorherigen Annahme auf den extremen Endpunkten dieser Skala nicht richtig eingeordnet ist. Nora hatte das Gymnasium besucht, und ordnete sich am Ende einem Punkt in der Mitte der Skala zu.

6.3 Mehrdimensionale Bewertung

Wenn die Patientin sich selbst oder andere eindimensional betrachtet (z. B. Ich habe keine Freunde, also bin ich nicht nett), erstellt der Therapeut zusammen mit der Patientin ein Inventar von anderen Charakteristika, die an einer Person geschätzt werden. Auch eine Bestandsaufnahme von Charakteristika, die dazu führen, dass eine Person weniger geschätzt wird, ist möglich. Ohne Zweifel wird die Patientin eine Dimension nennen, die »beweist«, dass sie nicht nett ist (z. B. keine Freunde; Schwierigkeiten, zwischenmenschliche Kontakte einzugehen; Angst, in Situationen zu sprechen, in denen sie von anderen beobachtet und bewertet werden könnte). Der Therapeut schreibt diese Dimensionen auf und ermutigt die Patientin gleichzeitig, sich noch weitere Dimensionen der Kategorie »nett« zu überlegen. Er fragt sie, was sie an anderen Menschen »nett« findet und welche Charakteristika eine Person benötigt, um als »nett« (oder »nicht nett«) zu gelten. Wenn genügend Charakteristika oder Dimensionen zusammengestellt sind, werden diese ebenfalls auf einer visuellen Skala von 0 (wenn ein Charakteristikum komplett fehlt) bis 100 (wenn das Charakteristikum vollständig vorhanden ist) dargestellt (s. Abb. 6.2). Daraufhin ordnet die Patientin ihr bekannte Personen auf diesen Dimensionen ein (s. Abb. 6.3). Der The-

1. Konkretisierung eines abstrakten Konzepts

```
0 ----------------------------N---------------------------- 100
Nicht nett                    Nora                          Nett
```

```
0 -------------------------------------------------------- 100
Keine Freunde                                              Viele Freunde
```

```
0 -------------------------------------------------------- 100
Kommt mit                                                  Kommt mit allen
niemanden aus                                              gut aus
```

```
0 -------------------------------------------------------- 100
Tut nichts                                                 Tut für
für andere                                                 andere alles
```

```
0 -------------------------------------------------------- 100
Kann nicht mit anderen                                     Arbeitet gut mit
zusammenarbeiten                                           anderen zusammen
```

```
0 -------------------------------------------------------- 100
Immer schlecht gelaunt                                     Nie schlecht gelaunt
```

etc.

Abbildung 6.2 Mehrdimensionale Bewertung: Nennung verschiedener Dimensionen

2. Ordnen Sie andere Personen auf dieser Skala ein (einschließlich extremer Fälle, z. B. Personen des öffentlichen Lebens)

```
0 ----L-----------------A-------C------------------------ 100
Keine Freunde                                             Viele Freunde
```

```
0 ----L-----------------A-------C------------------------ 100
Kommt mit                                                 Kommt mit allen
niemanden aus                                             gut aus
```

```
0 --------------------A------------L----C---------------- 100
Tut nichts                                                Tut für
für andere                                                andere alles
```

```
0 --L--------------C----------------A-------------------- 100
Kann nicht mit anderen                                    Arbeitet gut mit
zusammenarbeiten                                          anderen zusammen
```

```
0 ------------A--------L----------------C---------------- 100
Immer schlecht gelaunt                                    Nie schlecht gelaunt
```

etc.

Abbildung 6.3 Mehrdimensionale Bewertung: Einordnen anderer Personen

3. Ordnen Sie sich selbst/die Patientin auf der Skala ein

```
0 ----- L -----N ----------------- A ------ C -------------------- 100
Keine Freunde                                  Viele Freunde
```

```
0 ----- L ----------------------- A ---N --C -------- 100
Kommt mit                                      Kommt mit allen
niemanden aus                                  gut aus
```

```
0 ------------------------- A ----- N ---L --- C -------- 100
Tut nichts                                     Tut für
für andere                                     andere alles
```

```
0 --- L ----------------- C --- N -------------- A -------- 100
Kann nicht mit anderen                         Arbeitet gut mit
zusammenarbeiten                               anderen zusammen
```

```
0 ------------- A ------------ L --- N --------------- C -------- 100
Immer schlecht gelaunt                         Nie schlecht gelaunt
```

```
0 --------------------- L --- A ------------- N --------- C -------- 100
Nicht nett                    Nora             Nett
```

Abbildung 6.4 Mehrdimensionale Bewertung: Einordnen der eigenen Person

rapeut kann den Auswahlprozess beeinflussen, indem er der Patientin prominente Personen des öffentlichen Lebens vorschlägt, welche die Patientin nicht persönlich kennt, die aber offensichtlich »nicht nett« sind (z. B. Massenmörder oder Kriegsverbrecher). Wenn diese Methoden erfolgreich angewendet werden, erlangt die Patientin ein nuanciertes und positives Selbstbild (s. Abb. 6.4).

6.4 Zweidimensionale Abbildungen von vermuteten Zusammenhängen

Wenn die Patientin denkt, dass zwei Faktoren logisch miteinander verknüpft sind, kann diese Theorie getestet und damit überprüft werden, ob eine tatsächliche Korrelation zwischen diesen beiden Faktoren besteht. In diesem Fall sind zweidimensionale Abbildungen am sinnvollsten. Der dysfunktionale Gedanke »Erfolg am Arbeitsplatz führt zu einem glücklichen Leben« war ein wiederkehrendes Thema für Nora während der Therapiesitzungen. Wenn die Behauptung »je erfolgreicher bei der Arbeit, desto glücklicher« wahr wäre, nähmen alle Menschen eine Position in der Nähe der diagonalen Linie in Abbildung 6.5 ein.

Als die Patientin versuchte, so viele Menschen wie möglich in diese zweidimensionale Abbildung zu platzieren, wurde offensichtlich, dass der Zusammenhang viel weniger eindeutig ist, als sie angenommen hatte. Sie verstand plötzlich, dass Glück auch auf anderen Faktoren als Erfolg beruht. Tatsächlich war die einzige Person, die

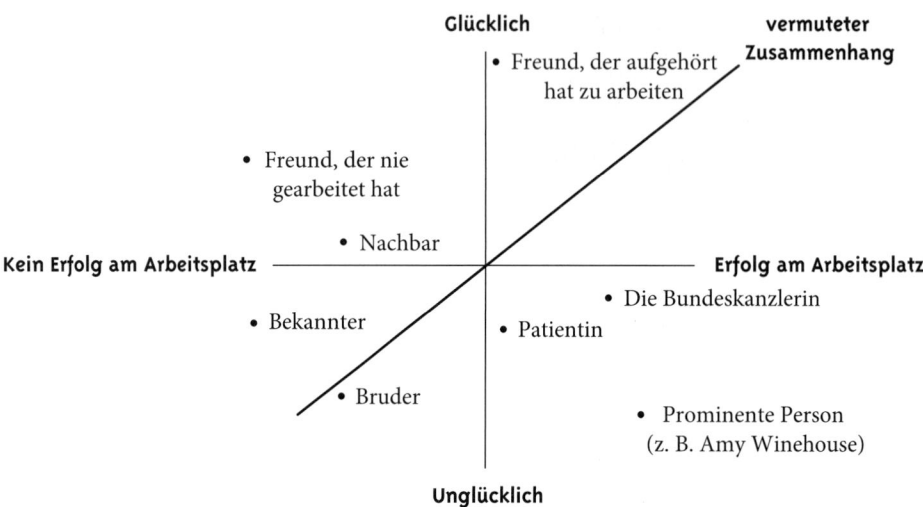

Abbildung 6.5 Zweidimensionale Repräsentation eines vermuteten Zusammenhangs zwischen Glück und Arbeitserfolg

direkt auf der diagonalen Linie landete, ihr heroinabhängiger Bruder, der noch nie in seinem Leben gearbeitet hatte.

6.5 Kreisdiagramm

Ein Kreisdiagramm visualisiert den Einfluss eines (Partial-)Ereignisses oder eines Charakteristikums auf den Gesamtkontext. Diese Methode hilft besonders Patientinnen, die ihren persönlichen Einfluss auf verschiedene misslungene Situationen überschätzen. Zuerst überlegt die Patientin, welche Personen und Aspekte einen Einfluss auf die gegebene Situation gehabt haben und eine wichtige Rolle darin spielten. Der Therapeut ermutigt sie, so viele verschiedene Aspekte wie möglich zu erarbeiten. Danach bittet er sie, jeder Person oder jedem Aspekt einen prozentualen Teil der »Schuld« zuzuweisen. Im Folgenden werden diese prozentualen Anteile der Schuld in Form von Kuchenstücken in das Kreisdiagramm eingezeichnet. Das Kuchenstück der Patientin wird als Letztes eingesetzt. Sie hat so die Möglichkeit zu entdecken, dass sie, entgegen ihrer vorherigen Annahme, nicht zu 100 % die Schuld trägt (s. Abb. 6.6). Diese Übung hilft der Patientin, ihren Einfluss auf das Geschehen realistisch zu betrachten und ihren bestrafenden Modus abzuschwächen.

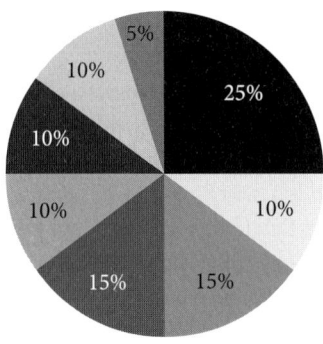

1. Die Mutter war alkoholabhängig und vernachlässigte ihn.   (25 %)
2. Er hatte internistische Probleme (Hepatitis).   (10 %)
3. Das Jugendamt hat zu spät reagiert.   (15 %)
4. Er machte mehrere Entgiftungsbehandlungen, wurde aber immer wieder rückfällig.   (15 %)
5. Seine Freunde riefen zu spät den Notarzt.   (10 %)
6. Der Dealer hat ihm stärkeren Stoff verkauft.   (10 %)
7. Seine Freundin hatte sich von ihm getrennt und er wollte nicht ohne sie weiterleben.   (10 %)
8. Die Patientin warf ihn aus der Wohnung, nachdem er ihr Geld gestohlen hatte.   (5 %)

Abbildung 6.6 Kreisdiagramm. Nora hatte einen Bruder, der an einer Überdosis Heroin gestorben ist, als sie 16 Jahre alt war. Sie war überzeugt, dass es ihre Schuld war, da sie in dieser Zeit auf ihre Brüder und Schwestern aufpassen sollte. Nachdem sie eine Liste gemacht hatte, wer und welche Faktoren genau verantwortlich waren, hat sie dieses Kreisdiagramm erstellt.

6.6 Gerichts-Übung (Ankläger, Verteidiger, Richter)

Eine weitere Methode, um der Patientin zu verdeutlichen, dass mehrere Menschen für eine bestimmte Situation verantwortlich sind, ist die Gerichts-Übung. Dies ist eine Form des Rollenspiels, bei der die Patientin die Rolle des Staatsanwalts und der Therapeut die Rolle des Verteidigers übernimmt. Sobald dies gut funktioniert, können die Rollen getauscht werden und die Patientin spielt den Verteidiger und der Therapeut den Staatsanwalt. Manchmal ist es auch hilfreich, wenn die Patientin die Rolle des Richters übernimmt, der das Urteil spricht, nachdem er die Plädoyers des Staatsanwalts und des Verteidigers gehört hat. Diese Methode ähnelt der Zwei-Stühle-Technik (s. Abschn. 5.6), die sich aber auf Modi bezieht, während die Gerichts-Übung auf dysfunktionale Gedankengänge gerichtet ist.

6.7 Überprüfen der persönlichen Vergangenheit

Da die Schemata der Patientin während ihrer Kindheit entstanden, lebt die Patientin schon den größten Teil ihres bisherigen Lebens mit einem verzerrten Selbstbild. Die Überprüfung der persönlichen Vergangenheit ist eine Methode, das inkorrekte Selbstbild der Patientin anzupassen. Viele Patientinnen mit Borderline-Persönlichkeitsstörung sind der Meinung, dass sie schon immer schwierig und schlecht gewesen sind. Der Therapeut kann diese Theorie überprüfen, indem er zu jeder Phase im Leben der Patientin zurückgeht. Dabei wählt er die Phasen so aus, dass sie ungefähr mit den normalen Entwicklungsphasen im Leben eines Kindes übereinstimmen. Die Patientin sammelt zuerst Informationen über die normale Entwicklung eines Kindes. Später werden verschiedene Materialien wie Fotografien, Kassetten, Videos, Schulzeugnisse, Berichte des Jugendamts und Briefe ausgewertet, die bestätigen oder widerlegen, dass die Patientin schon als Kind ein schlechter und schwieriger Mensch gewesen ist (s. Anhang D). Es ist besonders wichtig, sich mit den ersten Lebensjahren der Patientin zu beschäftigen. Manche Patientinnen denken, dass sie seit dem Moment ihrer Geburt schlechte Menschen waren. Durch das Betrachten eines Babyfotos können der Therapeut und die Patientin diese Theorie testen. Selbstverständlich gibt ein Babyfoto keinerlei Hinweis darauf, dass es sich hierbei um ein »schlechtes« Kind handelt. Schulzeugnisse werden vorsichtig auf die gleiche Weise ausgewertet. Den Kommentaren der Lehrer wird besondere Aufmerksamkeit geschenkt. Wenn dies möglich ist, können auch Familienmitglieder, Nachbarn oder Lehrer zu der Patientin befragt werden. Für die Patientin ist diese Aufgabe oft sehr schwierig, weil sie Angst hat, mit einem »Beweis« für ihre Schlechtigkeit konfrontiert zu werden. In Wirklichkeit findet dies praktisch nie statt. Gewöhnlich wussten Menschen im Umfeld der Patientin um den problematischen Zustand der Familie, fanden es aber schwierig einzugreifen. All dies hilft der Patientin, ein nuanciertes Selbstbild zu entwerfen. Sie entwickelt Verständnis für das kleine Kind, das sie einmal war. Sie stellt fest, welchen wichtigen Einfluss ihre Eltern und ihre Kindheitstraumata auf die Entstehung ihrer (späteren) Probleme hatten. Es fällt ihr somit leichter, den bestrafenden Modus zu begrenzen und sich in ihrem Modus des verlassenen Kindes stärker zu unterstützen.

6.8 Selbstinstruktionskarten

Wenn die Patientin mit einer unangenehmen Situation konfrontiert wird, aktiviert dies häufig den bestrafenden Modus. Die Selbstinstruktionskarten dienen als Gedächtnisstütze und helfen im Umgang mit der schwierigen Situation. Die Patientin schreibt auf die eine Seite der Karte die Sichtweise des bestrafenden Modus (»Ich fühle mich schuldig, deshalb ist es meine Schuld, dass alles schief läuft. Dies sagt mein bestrafender Modus«). Auf der anderen Seite der Karte schreibt sie ihre neue, weiterentwickelte, ausgewogene oder differenzierte Sichtweise (»Ich fühle mich schuldig, aber das bedeutet nicht, dass ich schuldig bin. Es kann auch andere Gründe geben, warum es nicht geklappt hat. Ich habe einfach Pech gehabt oder jemand anderes hatte etwas damit zu tun. Ich setze mich und ordne meine Gedanken, dann kann ich herausfinden, ob mich wirklich die Schuld trifft. Der bestrafende Modus übertreibt und hilft mir gerade gar nicht.«).

6.9 Tagebuch positiver Ereignisse

Neu entwickelte Schemata können mit einem Tagebuch der positiven Ereignisse gestärkt werden. Personen mit einer Persönlichkeitsstörung neigen dazu, ihre Vergangenheit selektiv auszuwerten und nur Erfahrungen zu erinnern, die ihre alten dysfunktionalen Schemata bekräftigen. Aus diesem Grund ist es empfehlenswert, dass Patientinnen dieses Tagebuch längere Zeit führen und Erfahrungen sammeln, die ihren alten Schemata widersprechen und neue Schemata unterstützen (s. Anhang C). Am Anfang benötigt die Patientin viel Unterstützung bei dieser Methode, da es ihr schwerfällt, sich an positive Erlebnisse zu erinnern. Sie vergisst kleine, alltägliche Situationen wie ein nettes Essen oder eine Stunde im Fitnessstudio, obwohl diese zu einem positiven Selbstbild beitragen. Die meisten Patientinnen halten nur ungewöhnlich gute Erlebnisse für erwähnenswert, wie eine neue Arbeitsstelle oder die Pflege eines Menschen, der eine ganze Woche krank war. Somit erhalten Tätigkeiten wie das Schreiben einer Bewerbung oder das Einkaufen für einen kranken Nachbarn selten einen Platz in diesem Tagebuch. Patientinnen neigen ebenfalls dazu, Situationen nicht zu erwähnen, in denen ihr Verhalten angemessen war, aber das erwünschte Ergebnis (entweder zufällig oder durch Einflüsse anderer) nicht eintrat. Die Patientin könnte zum Beispiel ihrem Freund auf sehr angemessene Weise gesagt haben, dass sie es nicht schätzt, dass er ihre letzte Verabredung nicht eingehalten hat. Der Freund reagierte unfreundlich, die Patientin war traurig und beschloss, diese Situation nicht in ihrem Tagebuch zu notieren. Es ist die Aufgabe des Therapeuten, ihr dann zu erklären, dass die Tatsache, dass sie sich in einer solchen Situation getraut hat, etwas zu sagen – was sie früher nie getan hat –, eine positive Handlung war und deshalb in ihrem Tagebuch festgehalten gehört. Wenn die Patientin ein solches Tagebuch führt, fragt sie der Therapeut in jeder Therapiesitzung danach. Ansonsten wird das Interesse der Patientin an dem Tagebuch schwinden.

Zusammen sind kognitive und erlebnisorientierte Techniken wirksame Instrumente, um Veränderung zu bewirken. Obwohl das Kapitel »Kognitive Techniken« in diesem Buch etwas kurz ausfällt, sollte die Bedeutung der kognitiven Arbeit in der Schematherapie nicht unterschätzt werden. Therapeuten brauchen für die Durchführung der Schematherapie umfassende Kenntnisse und Fertigkeiten im Bereich der kognitiven Techniken. Dies wird besonders deutlich bei Techniken wie der Verbalisierung, der Konkretisierung von Konzepten, der kritischen Überprüfung alter Schemata und der Erstellung gesunder, neuer Schemata. Der Therapeut benötigt eine entsprechende Ausbildung, um diese Techniken der Patientin zu vermitteln. Sie braucht sie, um ihre Denkweisen zu differenzieren und mit schwierigen Situationen in Zukunft besser umgehen zu können.

Wie genau diese gesunden Denkweisen in gesunde Verhaltensmuster umgewandelt werden, ist in Kapitel 7 und im Abschnitt 10.1 »Das Durchbrechen alter Verhaltensmuster« beschrieben.

7 Verhaltensbezogene Techniken

Das Verhalten der Patientin ändert sich nicht einfach zwangsläufig, nur weil die Patientin neue, gesündere Schemata entwickelt hat. Veränderte Kognitionen und Emotionen führen nicht automatisch zu verändertem Verhalten. Um neue Verhaltensweisen umzusetzen, sind auch neue Fertigkeiten erforderlich. Verhaltensbezogenen Techniken werden angewandt, wenn der Patientin die Fähigkeiten fehlen, um ihr neues Wissen in neues Verhalten zu übertragen. Die verhaltensbezogenen Techniken, die in der therapeutischen Beziehung verwendet werden, wurden bereits in Kapitel 4 kurz angesprochen.

Für ausführlichere Erklärungen dieser Techniken verweisen wir unsere Leser auf die ausführliche vorliegende Literatur und Workshops zur Verhaltenstherapie. Im Folgenden werden alle angewandten Techniken kurz beschrieben. Es ist wichtig zu wissen, dass diese Techniken nur sinnvoll sind, wenn die Patientin ihren gesunden Erwachsenen-Modus nutzen kann. Ist dieser Modus genügend entwickelt, wird die Patientin erkennen, dass sie ein Recht auf eine eigene Meinung und eigene Bedürfnisse hat. Beginnt man das Fertigkeitentraining zu früh, stören der bestrafende Modus und der Selbstschutz-Modus ständig den therapeutischen Prozess (»Das kann ich auch nicht«) und verzögern so die Therapie. Der Therapeut ermutigt die Patientin, ihre neu erlernten Verhaltensweisen nicht nur während der Therapiesitzungen, sondern auch in ihrem Alltag umzusetzen (s. Abschn. 10.1 »Das Durchbrechen alter Verhaltensmuster«).

7.1 Verhaltensexperimente

Verhaltensexperimente sind eine natürliche Fortsetzung der kognitiven Therapie, denn sie geben der Patientin die Möglichkeit, ihre neu erworbenen Einsichten umzusetzen (s. Anhang E).

Auch wenn die Patientin schon zu der Überzeugung gelangt ist, dass bestimmte dysfunktionale Gedanken unzutreffend sind, beginnt sie später vielleicht wieder zu zweifeln. Verhaltensexperimente können ihre neuen Schemata bestärken und ihre alten Schemata abschwächen. Therapeut und Patientin überlegen zusammen, wie man durch ein Experiment überprüfen kann, welches Schema zutreffend ist. Wenn die Patientin die Neigung hat, Situationen im Selbstschutz-Modus zu bewältigen und aus Angst vor Zurückweisung (die sie in der Vergangenheit häufig erfahren hat), ihren Bedürfnissen keine Aufmerksamkeit schenkt, können Verhaltensexperimente ihr helfen, fortlaufend zu üben, ihren Bedürfnissen Ausdruck zu verleihen. Der Therapeut und die Patientin bereiten eine Reihe konkreter Situationen vor, in denen dies umgesetzt werden kann. Nach der Durchführung der Verhaltensexperimente ist es wichtig, diese im Detail auszuwerten.

Aufgrund der Vergangenheit der Patientin und ihres Mangels an gesunden Erfahrungen ist es häufig notwendig, zuerst gesunde Verhaltensweisen zu trainieren, bevor man mit den Verhaltensexperimenten beginnt.

7.2 Fertigkeitentraining und Rollenspiele

Wie bereits erwähnt, fehlen Patientinnen mit Borderline-Persönlichkeitsstörung viele interpersonelle Fertigkeiten, die die meisten Menschen als selbstverständlich betrachten. Manche Patientinnen kennen zwar viele soziale Fertigkeiten, wenden sie aber für gewöhnlich nicht an. Dies hat einen starken Einfluss darauf, wie sie Wut ausdrücken und Zuneigung suchen. Bevor sich die Patientin einer neuen Situation aussetzt, ist es erforderlich, zu erarbeiten, wie angemessenes Verhalten in diesem Moment aussehen kann, und wie man es anwendet. Patientinnen mit BPD erzählen häufig, dass sie sich selbst großgezogen haben, indem sie andere Menschen außerhalb der Familie beobachteten und so lernten, mit verschiedenen interpersonellen Situationen umzugehen. Das resultiert entweder in nur teilweise angemessenen oder völlig unzureichenden Kenntnissen und Fertigkeiten im interpersonellen Bereich. Durch soziales Kompetenztraining und Rollenspiele können diese Kenntnisse verbessert werden.

Soziales Kompetenztraining und Rollenspiele können die Patientin auch auf neue Situationen vorbereiten. Auf diese Weise steigen ihre Chancen, neue und bessere Beziehungen einzugehen und sich in bereits bestehenden Beziehungen anders zu verhalten. Emotionen zum Ausdruck bringen zu können und für eigene Bedürfnisse einzustehen, sind die wichtigsten Ziele dieser Methode.

7.3 Problemlöse-Techniken

Das Erlernen von Problemlöse-Techniken erfordert besondere Aufmerksamkeit in der Behandlung von Patientinnen mit Borderline-Persönlichkeitsstörung. Diese Patientinnen neigen dazu, bei der Lösung von Problemen zwischen Impulsivität und Unterwürfigkeit hin und her zu schwanken. Sie können ihre Impulsivität aber vermindern, indem sie in ihren Problemlösungsprozess »Denkpausen« einbauen. Die Patientin kann so lernen, ihre Probleme in kleinere Einheiten aufzuteilen. Danach überlegt sie sich verschiedene Lösungsmöglichkeiten für jeden Schritt und bewertet die jeweiligen Vor- und Nachteile mithilfe einer Pro-und-Kontra-Liste. Der Therapeut ermutigt sie, so viele verschiedene Lösungsmöglichkeiten wie möglich in Erwägung zu ziehen. Er empfiehlt ihr, keine Möglichkeit auszulassen, selbst wenn ihre Überlegungen vom bestrafenden Modus oder vom Selbstschutz-Modus beeinflusst wurden. Erst nachdem gründlich geprüft wurde, welche Lösungsmöglichkeit am besten geeignet ist, gibt er grünes Licht für einen ersten Versuch (s. Anhang G).

7.4 Gespräche über gefährliche Verhaltensweisen

Gespräche über gefährliche Verhaltensweisen sind ein regelmäßig wiederkehrendes Thema in der Therapie von Patientinnen mit Borderline-Persönlichkeitsstörung. Zu Beginn der Therapie dominieren Themen wie Suizidversuche, Selbstverletzung (s. Abschn. 8.4) und Substanzmissbrauch. Später folgen andere Themen, wie das Eingehen schädigender Beziehungen, das zur Rückkehr zu alten, dysfunktionalen Schemata führt. Die Patientin muss ermutigt werden, ihr schädigendes Verhalten aufzugeben, und es sollten Alternativen besprochen werden, wie sie ihre Angstgefühle, ihre Ruhelosigkeit und ihre Wut ähnlich gut bekämpfen kann. So könnte die Patientin es in Stresssituationen statt mit Alkohol mit einem warmen Bad und einem Glas Milch versuchen. Zusätzlich sind regelmäßige Gespräche über die Verbindung zwischen diesen Verhaltensweisen mit den verschiedenen Modi sehr wichtig. Anschließend wird die angemessene Technik im Umgang mit dem jeweiligen Modus angewandt. Verhaltensveränderungen in diesem Bereich gehen langsam vor sich. Das erneute Auftreten alter Verhaltensweisen in Belastungssituationen ist häufig.

7.5 Gespräche über neue Verhaltensweisen

Gespräche über gefährliche Verhaltensweisen – also das, was die Patientin unterlassen sollte – werden immer mit einem Gespräch über neue Verhaltensweisen verbunden. Neue Verhaltensweisen sind positive, durchführbare Alternativen zu dysfunktionalem Verhalten. Es ist unzureichend, der Patientin zu raten, sich von ihrem Freund zu trennen, der sie so offenkundig zurückweist, wenn die Patientin nicht weiß, an wen sie sich sonst wenden kann. Die Patientin hat Probleme, andere Menschen richtig einzuschätzen, und neigt gleichzeitig dazu, sich geleitet durch ihre dysfunktionalen Schemata, meistens die falschen Personen auszusuchen. Erst wenn die Patientin einen starken gesunden Erwachsenen-Modus entwickelt hat, bessert sich ihre Fähigkeit, andere richtig einzuschätzen.

Die zweite Hälfte der Therapie unterstützt die Patientin dabei, ein geeignetes Hobby, einen geeigneten Studiengang oder eine geeignete Arbeit zu finden. Das Eingehen neuer Freundschaften und die Entwicklung enger Beziehungen sind ein Teil dieses Prozesses. Die Entstehung intimer Beziehungen zuzulassen ist für Patientinnen, die als Kinder misshandelt wurden, besonders schwierig, da sie anderen Menschen im Allgemeinen misstrauisch gegenüberstehen. Patientinnen im Modus des verlassenen oder missbrauchten Kindes brauchen einen kleinschrittigen Übungsprozess, um über sich selbst sprechen zu können. Sie brauchen Unterstützung, ihre Bedürfnisse zum Ausdruck zu bringen und Freunden Zuneigung zu zeigen. Körperliche Zuneigung, wie Umarmungen, ist für BPD-Patientinnen besonders bedrohlich, da diese Form der Zuneigung in der Vergangenheit häufig mit Zwang, Sex oder Bestrafungen verbunden war. Aus diesem Grund erforschen der Therapeut und die Patientin vorsichtig, welchen Personen während dieses schwierigen Verhaltensveränderungsprozesses vertraut werden kann. Durch Psychoedukation und Beratung der Patientin ist der Therapeut bei der Schematherapie viel weniger eingeschränkt, als in anderen Formen der Therapie. Er übernimmt in begrenztem Rahmen die Elternrolle und unterstützt die Patientin. Langsam gesteht er ihr immer mehr Unabhängigkeit zu, vergleichbar mit Eltern, die einem Teenager mehr Verantwortung zutrauen. Die Behandlung ist abgeschlossen, wenn die Patientin ein relativ starkes interpersonelles Netzwerk aufgebaut hat und täglich für sie als Person sinnvolle und nützliche Aktivitäten unternimmt.

Ohne verhaltensbezogene Techniken hängen die kognitiven und erlebnisorientierten Techniken oftmals in der Luft. Ein grundlegender Fehler in einer Therapie kann sein, dass die Patientin zwar Einsicht entwickelt und Kenntnisse gewinnt, aber nichts davon umsetzt. Verhaltensbezogene Techniken sind deshalb ein unentbehrlicher Teil der Schematherapie, weil sie die kognitive und erlebnisorientierte Theorie praktisch umsetzen.

Das folgende Kapitel thematisiert eine Reihe von Methoden und Techniken, die auf spezifische Situationen, wie z. B. den Einbezug pharmakologischer Behandlung oder den Umgang mit Krisen ausgerichtet sind.

8 Spezifische Methoden und Techniken

8.1 Hausaufgaben

Patientinnen mit Borderline-Persönlichkeitsstörung sind häufig nicht in der Lage, Hausaufgaben – wie sie in der Verhaltenstherapie üblich sind – angemessen zu erledigen. Dies geschieht eher aus Unvermögen als aus Widerwillen. Aus diesem Grund ist es besser, Hausaufgaben nur zu empfehlen und sie nicht als Bedingung für Therapie einzufordern und Misserfolge der Patientin mit einer akzeptierenden Haltung zu begegnen. Eine interessante Frage ist: Welcher Modus ist für das Unvermögen der Patientin, die Hausaufgaben zu erledigen, verantwortlich? Der Therapeut kann mithilfe bestimmter Instrumente das Interesse der Patientin für Hausaufgaben steigern und sie veranlassen, den Kontext genau darzustellen, wenn die Hausaufgaben nicht erledigt wurden (z. B. s. Anhang F). Während der Therapiesitzungen ist es wichtig, die Patientin regelmäßig nach ihren Hausaufgaben zu fragen, auch wenn sie selbst dieses Thema nicht anspricht. Der Inhalt der Hausaufgaben wird immer mit dem Geschehen innerhalb der Therapiesitzung verknüpft. Beispiele für angemessene Hausaufgaben werden im Folgenden aufgelistet.

▶ **Anhören von Audioaufzeichnungen von Therapiesitzungen.** Zu Beginn der Therapie fordert der Therapeut die Patientin auf, sich die auf Tonband oder digital aufgenommene Therapiesitzung jedes Mal zu Hause anzuhören. Theoretisch hört sich das sehr einfach an, in der Praxis ist es aber nicht so einfach umsetzbar. Die Patientin fürchtet, die falschen Sachen gesagt zu haben oder sich merkwürdig anzuhören, was im Anschluss möglicherweise ihren bestrafenden Modus aktiviert. Dementsprechend versucht sie, diese Aufgabe so gut es geht zu vermeiden. Manche Patientinnen haben nicht genug Mut, sich allein zu Hause Therapiesitzungen anzuhören, die sehr intensive Emotionen beinhalten. Der Selbstschutz-Modus hindert sie daran – aus Angst, von ihren Gefühlen überwältigt zu werden, während sie zu Hause sind und keine Unterstützung durch den Therapeuten erfahren. Dennoch verstärkt das Wiederanhören einer aufgenommenen Therapiesitzung deren Effekt. Es ist unmöglich, alles während einer Therapiesitzung Gesagte zu erinnern. Das Anhören einer aufgenommenen Therapiesitzung ermöglicht der Patientin, mehr Informationen aus einer Therapiesitzung zu gewinnen. Die Patientin versteht manchmal erst dann, was der Therapeut wirklich gemeint hat. Häufig steht diese neue Interpretation des Geschehens in völligem Gegensatz zu dem, was die Patientin während der Therapiesitzung zu erleben meinte (s. Kap. 3). Es ist sehr empfehlenswert, sich regelmäßig zu erkundigen, ob die Patientin ihre aufgenommenen Therapiesitzungen anhört oder nicht. Im weiteren Verlauf der Therapie kann sich der Therapeut entscheiden, nur nach sehr emotionalen Therapiesitzungen nachzufragen.

▶ **Die Herstellung spezieller Audioaufzeichnungen.** Der Therapeut kann der Patientin vorschlagen, zu bestimmten Themen spezielle Aufnahmen anzufertigen. Geeignete Themen sind etwa die kritische Überprüfung des bestrafenden Modus oder Unterstützung des Modus des verlassenen Kindes. Die Patientin kann diese Aufnahmen so oft anhören, wie sie es für nötig hält.

▶ **Selbstinstruktionskarten.** Selbstinstruktionskarten können in schwierigen Situationen der Patientin helfen, sich angemessen zu verhalten (s. Abschn. 6.8).

▶ **Briefe schreiben.** Es können Briefe an Personen aus der persönlichen Vergangenheit der Patientin geschrieben werden. Diese werden jedoch nicht abgeschickt (s. Abschn. 5.7).

▶ **Erstellen eines kognitiven Modus-Tagebuchs.** (s. Abschn. 6.1 »Der sokratische Dialog« und Anhang B)

▶ **Tagebuch positiver Ereignisse.** Dieses kann die Patientin sich selbst laut vorlesen (s. Abschn. 6.9 und Anhang C).

▶ **Freunde treffen.** Die Patientin pflegt Freundschaften und hat die Möglichkeit, um Sympathie zu werben und Zuwendung und Aufmerksamkeit von anderen Menschen zu erfahren (s. Kap. 7).

▶ **Entspannungs- und Meditationsübungen.** Dies ist eine alternative Form der Bewältigung intensiver Emotionen. Auch das Bedürfnis, im Selbstschutz-Modus aktiv zu sein, wird vermindert. Es gibt verschiedene Entspannungs- und Meditationsübungen, die sehr hilfreich sein können. Dabei überprüft der Therapeut, ob die Patientin diese Techniken braucht, um Emotionen von sich fernzuhalten – eine Strategie des distanzierten Selbstschutz-Modus – oder um diese Emotionen zu akzeptieren, was dem gesunden Erwachsenen-Modus zugeordnet wird.

▶ **Hobbys und andere erfreuliche Freizeitaktivitäten.** Aktivitäten, die für die Patientin mit Erfolg oder Spaß verbunden sind, führen zu Anerkennung und Zufriedenheit. Diese Erlebnisse helfen ihr, den bestrafenden Modus zu bekämpfen. Sie entdeckt ihre Bedürfnisse und lernt, für sich zu sorgen. Die Patientin lernt, sich im gesunden Erwachsenen-Modus um sich selbst zu kümmern.

▶ **Trost.** Es ist notwendig, dass die Patientin lernt, sich selbst zu trösten, wenn nötig mithilfe eines Übergangsobjekts. Dies kann etwas sein, das sie sich gekauft hat, oder etwas, das ihr der Therapeut gegeben hat (ein Schlüsselring oder eine Karte mit einer positiven Bemerkung über die Patientin).

▶ **Wut und Ärger Ausdruck geben.** Der Ausdruck von Wut und Ärger wird anhand von Situationen von geringer Bedeutung geübt (s. Abschn. 5.7).

▶ **Zwei-Stühle-Technik.** Die Patientin kann diese Technik auch zu Hause üben (s. Abschn. 5.6).

▶ **Bearbeitung von Erlebnissen in der Imagination.** Die Patientin kann diese Technik auch zu Hause üben. Dies ist allerdings nur ratsam, wenn der gesunde Erwachsenen-Modus der Patientin so weit gediehen ist, dass er den Modus des verlassenen Kindes unterstützen und trösten kann. Auch ist es empfehlenswert, diese Übung mehrmals in der Therapiesitzung durchzuführen, bevor der Therapeut einen Versuch zu Hause vorschlägt. (Dennoch kann die Patientin in frühen Phasen der Therapie zu Hause mit einer Aufnahme der Therapiesitzung üben.)

► **Erprobung neuen Verhaltens.** (s. Kap. 7)
► **Erprobung neuer Aktivitäten.** Beispiele sind eine neue Arbeitsstelle, ein anderes Studium oder neue interpersonelle Kontakte (s. Kap. 7).

8.2 Pharmakologische Therapie

Es gibt kein Medikament, das eine Borderline-Persönlichkeitsstörung einfach heilt. Da es eine Reihe von Medikamenten gibt, die Patientinnen mit BPD regelmäßig verschrieben werden, ist es wichtig, dass sich Psychotherapeuten hierüber Gedanken machen. Häufig sehen wir Patientinnen mit nicht beabsichtigten Folgen der Pharmakotherapie, wie Sucht und Medikamentenmissbrauch. Die verschriebenen Medikamente werden nicht selten in Kombination mit Alkohol oder frei verkäuflicher Medikation (z. B. Analgetika) zu Suizidversuchen verwendet.

Antidepressive Medikamente sind nützlich, wenn es um die Behandlung schwerer depressiver Symptome geht. Dennoch gibt es keine überzeugende Evidenz, dass Antidepressiva bei der Borderline-Persönlichkeitsstörung und den damit verbundenen affektiven oder impulsiven Problemen eine nachhaltige Wirkung haben (Stoffers et al., 2008).

Serotonin-Wiederaufnahmehemmer (SSRI) stehen unter Verdacht, die psychologische Behandlung der BPD sogar zu behindern. Dieser Befund bedarf allerdings noch einer genauen Überprüfung (Giesen-Bloo et al., 2006; Simpson et al., 2004).

Sind angstreduzierende Medikamente indiziert, empfehlen wir eher Neuroleptika als Benzodiazepine. Nach unserer Erfahrung erhöhen Benzodiazepine die emotionale Intensität während Krisen, obwohl sie mit der Absicht gegeben werden, Emotionen zu dämpfen. Das Risiko, »auszurasten« und alle Hemmungen zu verlieren, steigt eher, als dass es sinkt, insbesondere wenn Benzodiazepine in Kombination mit Alkohol eingenommen werden. Eine Steigerung des Risikos von Selbstverletzungen oder Suiziden ist die Folge. Mit betroffenen Patientinnen werden die genannten Risiken diskutiert und Gründe für eine Beendigung problematischer medikamentöser Therapie besprochen. Wir empfehlen, eng mit dem Hausarzt und dem zuständigen Psychiater zusammenzuarbeiten. Generell ist es ratsam, Medikamente sparsam und nur kurzzeitig einzusetzen. Die Möglichkeiten, einen neuen Umgang mit den eigenen Emotionen zu erlernen und Unterstützung und Verständnis zu erleben, sind stark eingeschränkt, wenn die Emotionen der Patientin durch Psychopharmaka gedämpft sind. Die Veränderungen mittels erlebnisorientierter Techniken sind ein essentieller Teil der Therapie. Psychopharmaka können das emotionale Erleben dämpfen, somit den entscheidenden Wandel der Persönlichkeit verhindern und damit entscheidende Ziele der Schematherapie beeinträchtigen. Empirische Daten belegen, dass medikamentös behandelte Patientinnen weniger von der Schematherapie profitieren als Patientinnen, die auf Medikamente verzichten (Giesen-Bloo et al., 2005; Simpson et al., 2004).

8.3 Umgang mit Krisen

Zu Beginn der Behandlung können Patientinnen mit Borderline-Persönlichkeitsstörung episodische Krisen erleben, da sowohl objektive wie auch subjektive Faktoren die Patientin destabilisieren können. Die meisten Krisen treten auf, weil die Patientin sich ungünstig verhält. Dies ist Folge ihrer dysfunktionalen Schemata und der dadurch aktivierten dysfunktionalen Modi. Die Angst der Patientin vor intensiven Emotionen und ihre bestrafende Einstellung sich selbst gegenüber verschlimmern die Situation.

Die Aufgabe des Therapeuten besteht darin, die Patientin bei der Überwindung der Krise zu unterstützen. Dies ist ein hervorragender Moment, um ihre Modi zu verändern und die therapeutische Beziehung zu stärken. Während einer Krise werden Emotionen, die normalerweise in den Therapiesitzungen durch den Selbstschutz-Modus unterdrückt werden, offen ausgedrückt. Der Therapeut hat während der Krise Kontakt mit dem Modus des verlassenen Kindes und kann ihn trösten und beruhigen. Steht der Modus des wütenden Kindes im Vordergrund, gibt der Therapeut ihm Gelegenheit, seine Wut zum Ausdruck zu bringen. Der Therapeut ermutigt die Patientin, alle ihre Emotionen offen zu zeigen. Es ist nicht ratsam, die Patientin in diesem Moment schon mit praktischen Lösungen zu konfrontieren. Es ist sehr wichtig, dass der Therapeut der Patientin zeigt, dass er mit ihren intensiven Emotionen umgehen kann und ihr Trost und Unterstützung bietet.

Beispieldialog: Umgang mit einer Krise

Nora ruft panisch ihren Therapeuten an, da ihre Mitbewohner vergessen haben, die Miete zu zahlen und ihr jetzt Räumung droht.

T: Ich verstehe, dass es Sie erschreckt, wenn Ihr Vermieter Ihnen mit Räumung droht. Es macht Sie wütend, dass er einfach in Ihre Wohnung marschiert ist. Dafür habe ich Verständnis. Erzählen Sie mir auch noch den Rest der Geschichte.

Nora erzählt die ganze Geschichte. Der Therapeut unterbricht sie hin und wieder, um die Situation zu kommentieren und seine Anteilnahme zu bekunden. Als sie sich beruhigt hat, versucht er eine Verbindung zu ihren Modi herzustellen.

T: Jetzt, da ich die ganze Geschichte kenne, verstehe ich, weshalb Sie sich so verlassen fühlen. Der bestrafende Modus sagt ohne Zweifel, das alles sei Ihre Schuld, was natürlich Quatsch ist. Sie brauchen Unterstützung. Als Sie klein waren, hat man Sie angeschrien, wenn etwas Schlimmes geschah, aber das wird hier nicht passieren.

P: Aber morgen sitze ich auf der Straße und weiß nicht wohin.

Der Therapeut unterdrückt den Impuls, sich sofort eine praktische Lösung für dieses Problem zu überlegen. Er zeigt der Patientin weiterhin seine Unterstützung.

▶

T: Ich verstehe, dass Sie nicht wissen, wohin Sie sollen, weil Sie so erregt sind. Was haben Ihre Mitbewohner gesagt, als der Vermieter kam?

P: Sie waren sauer und sagten, sie würden die Miete innerhalb eines Monats zurückzahlen.

T: Gott sei Dank sind Sie nicht allein! Gut, dass Sie in dieser Situation Unterstützung bekommen.

Wenn nötig, bietet der Therapeut eine Extra-Therapiesitzung oder die Möglichkeit, telefonisch Kontakt zu halten, an, damit sichergestellt ist, dass die Patientin die erforderliche Unterstützung erhält.

Der Therapeut versucht, das Geschehen mit der Aktivierung eines oder mehrerer Modi in Zusammenhang zu bringen, und sucht eine Verbindung zu vergangenen Ereignissen, die eine Rolle spielen könnten. Am wichtigsten ist, dass der Therapeut der Patientin zeigt, dass er für sie da ist und sie nicht verlassen wird. Er stellt sicher, dass sie in diesem panischen Zustand nicht sich selbst oder andere Menschen verletzt. Des Weiteren ermutigt er sie, andere Personen in ihrem Freundeskreis oder ihrer Familie zu finden, die sie emotional unterstützen. Erst wenn sie sich beruhigt hat, versucht er zusammen mit der Patientin eine praktische Lösung zu finden. Die Patientin hat sich dann häufig schon eine durchführbare Lösung überlegt.

Wenn die Patientin in der Krise Substanzmissbrauch betreibt (z. B. Tabletten oder Alkohol) oder sich suizidieren will, ist diese Methode nicht anwendbar und es ist notwendig, die Hilfe von stationären Kriseninterventionseinrichtungen in Anspruch zu nehmen. In dieser Situation kann der Therapeut die Krise erst dann analysieren, wenn sie bereits beendet ist.

8.4   Suizidversuche und Selbstverletzungen

Wenn eine Patientin einen Suizid plant oder droht, sich selbst zu verletzen, richtet sich die gesamte Aufmerksamkeit des Therapeuten darauf, dieses Verhalten zu beenden. Zusammen mit der Patientin erörtert der Therapeut, welche Modi die Ursache für die Suizidwünsche oder Selbstverletzungsgedanken sind. Im Allgemeinen hat jeder Modus unterschiedliche »Gründe« für Selbstverletzungen oder Suizidversuche. Im Selbstschutz-Modus dient dieses Verhalten dazu, intensive Emotionen wie Traurigkeit oder Angst zu unterdrücken. In diesem Modus zieht die Patientin körperliche Schmerzen den unerträglichen psychischen Schmerzen vor. Im bestrafenden Modus sind Suizid und Selbstverletzungen eine Form der Bestrafung für die Fehler und Unzulänglichkeiten der Patientin. Patientinnen im Modus des wütenden Kindes zeigen das gleiche Verhalten, um andere Personen abzustrafen. Nachdem der Therapeut festgestellt hat, in welchem Modus die Patientin aktiv ist, interveniert er mit einer dem jeweiligen Modus angemessenen Methode (s. Kap. 9). Nach der Bewältigung einer Krise mit Suizidalität und Selbstverletzungsgedanken beginnt der Therapeut zunächst jede Therapiesitzung mit der Frage, ob die Patientin immer noch den Wunsch habe, sich zu verletzen. Er tut dies so lange, bis er sicher ist, dass dieses Problem überwunden ist.

Selbstverletzung und andere selbstschädigende Verhaltensweisen

Während der ersten Monate der Therapie sind Selbstverletzungen, sofern sie schon vorher vorhanden waren, schwer zu verhindern. Die Patientin verfügt zu diesem Zeitpunkt noch über kein alternatives Verhalten zu Selbstverletzungen als Methode, ihre Emotionen zu unterdrücken oder sich und andere zu bestrafen. Während dieser Zeit vereinbart der Therapeut mit der Patientin, diese selbstschädigenden Verhaltensweisen durch Handlungen mit einem starken sensorischen Stimulus zu ersetzen (z. B. kalte Duschen, das Halten von Eiswürfel, schnelles Rennen). Der Therapeut kann darauf bestehen, angerufen zu werden, bevor selbstschädigendes Verhalten stattfindet. Er versucht, auch andere selbstzerstörerische Verhaltensformen wie wiederkehrenden Substanzmissbrauch zu begrenzen. Im Fall einer schweren Substanzabhängigkeit ist manchmal ein Klinikaufenthalt mit Entgiftung notwendig, bevor die Schematherapie beginnen kann. Diese Verhaltensweisen werden sich reduzieren, wenn die begrenzte Übernahme der Elternrolle durch den Therapeuten den Einfluss der Modi reduziert. Der Therapeut lehrt die Patientin verschiedene Ablenkungs- oder Entspannungsstrategien, wenn sie mit schmerzhaften Emotionen konfrontiert wird (s. Linehan, 1993). In dieser Phase der Therapie ist es zu früh, die selbstschädigenden Verhaltenweisen der Patientin durch formales Grenzen-Setzen einzudämmen. Häufig ist es unvermeidlich, dass der Therapeut die selbstschädigenden Verhaltenweisen zunächst akzeptiert, die Patientin aber fortwährend ermutigt, dieses Verhalten zu beenden.

Suizidversuche

Wenn eine Patientin suizidgefährdet ist, kann der Therapeut vorübergehend die Frequenz der Therapiesitzungen erhöhen. Entweder werden eine Extra-Therapiesitzung oder Telefonsitzungen nach Ermessen der Patientin oder zu festgelegten Zeiten vereinbart. Während dieser Extrasitzungen evaluiert der Therapeut die Gründe für die Suizidwünsche oder -versuche der Patientin und bietet ihr so viel Unterstützung wie möglich. Wenn die Patientin zustimmt, vereinbart er mit Personen in ihrem Umfeld, dass diese sich um die Patientin zeitweise kümmern. Familienmitglieder bleiben dabei in der Regel ausgeschlossen, da sie die Ursache der Probleme sein können. Ferner bespricht sich der Therapeut mit Kollegen und zieht eine zeitweise medikamentöse Behandlung in Erwägung. Bleibt dies erfolglos, veranlasst der Therapeut die Aufnahme in eine Klinik entweder freiwillig oder entsprechend dem Unterbringungsgesetz. Es ist unmöglich, eine Therapie durchzuführen, wenn der Therapeut sich fortwährend sorgt, seine Patientin durch einen Suizidversuch zu verlieren. Wenn die Häufigkeit der Suizidversuche trotz der Bemühungen des Therapeuten und Co-Therapeuten nicht sinkt, setzt er diesem Verhalten Grenzen und veranlasst, wenn notwendig, die Aufnahme in eine Klinik (s. »Grenzen-Setzen« in Abschn. 4.1). Durch ständige Suiziddrohungen besteht das Risiko, dass der Therapeut seine eigenen Grenzen verletzt, entmutigt wird und die Behandlung vorzeitig abbricht.

8.5   Bearbeitung von Traumata

Die Bewältigung von Kindheitstraumata ist ein wichtiger Bestandteil der Schematherapie. Wenn die Patientin eine sichere Bindung zum Therapeuten aufgebaut hat, kann mit der Bearbeitung von Traumata begonnen werden. Die Bearbeitung traumatischer Erlebnisse in der Imagination ist die wichtigste Methode im Umgang mit diesem Problem. Diese Methode wird schon in frühen Stadien der Therapie angewandt, um die Ursprünge der verschiedenen Modi zu untersuchen, um Kindheitserlebnisse zu nutzen und dysfunktionalen Interpretationen auf die Spur zu kommen, und später, um dysfunktionale Schemata zu verändern. Aus diesem Grund ist die Bearbeitung traumatischer Erlebnisse in der Imagination eine vertraute Methode bei der Bearbeitung von Traumata. Wenn die Patientin nicht selbst auf ihre Traumata zu sprechen kommt, kann der Therapeut das Thema ansprechen und dafür sorgen, dass es nicht von der Tagesordnungsliste verschwindet. Dies ist eine schwierige Phase der Therapie und das Timing ist sehr wichtig (dieses Thema vor dem Jahresurlaub des Therapeuten anzusprechen, ist keine gute Idee). Es ist günstig, wenn die Lebenssituation der Patientin während dieser Zeit stabil ist (z. B. sie nicht mitten in einem Umzug oder in einer Scheidung steckt). Außerdem benötigt sie die Unterstützung einer Person außerhalb der Therapiesitzungen. Selbst wenn alle diese Bedingungen zutreffen, kann die Patientin die Konfrontation mit Kindheitstraumata scheuen. Sie braucht akzeptable Erklärungen, warum es für sie hilfreich ist, diese Traumata durchzuarbeiten. Der erste und wichtigste Grund ist, dass ihr Grundgefühl des Verlassenseins, der Minderwertigkeit und des Misstrauens direkte Folgen ihrer Kindheitstraumata sind. Die ständige Erinnerung an Traumata verstärkt ihre dysfunktionalen Schemata. Noch dazu werden sie die Nebenwirkungen der Traumata (z. B. Alpträume und Konzentrationsschwierigkeiten) quälen, bis sie sich mit diesen angemessen beschäftigt.

Die Trauma-Behandlung, wie sie hier beschrieben wird, unterscheidet sich von Exposition in sensu dadurch, dass das Schlüsselelement nicht die Exposition gegenüber den traumabezogenen Erinnerungen ist, sondern die Bearbeitung und Veränderung der Situation in der Imagination. In Phase 1 werden Erinnerungen an den Moment genau vor der traumatischen Erfahrung ins Bewusstsein gerufen (»kurz bevor meine Mutter mich mit dem Stock geschlagen hat«). In Phase 2 findet eine rechtzeitige Intervention statt (»Die Hand meiner Mutter wird weggestoßen und meine Mutter aus dem Zimmer getragen« = Bearbeitung. Die Bearbeitung produziert das, was das Kind zu diesem Zeitpunkt beschützt hätte). Es ist wichtig, dass die dysfunktionale kindliche Interpretation (»Ich verdiene es, geschlagen zu werden, weil ich mich schlecht benommen habe«) zu einer funktionalen Interpretation wird (»Ich war kein böses Kind und kein Kind verdient es, wegen eines Fehlers mit einem Stock geschlagen zu werden«). Es wird empfohlen, in späteren Phasen der Bearbeitung der Traumata in der Imagination, die Patientin für sich selbst in ihrem gesunden Erwachsenen-Modus einstehen zu lassen. Wenn sie die Gewalt und die Misshandlung erfolgreich verhindert, verstärkt dies ihre Gewissheit, dass sie in der Lage ist, ihre Probleme selbst zu lösen. Wenn die Bearbeitung der Traumata in der Imagination beendet ist, wird die Patientin Zeit brauchen, ihre Emotionen zu ordnen und ihre Schlussfolgerungen zu besprechen. Es ist wichtig, diesem Thema in den Therapiesitzungen genügend Zeit einzuräumen. An eine Therapiesitzung mit Bearbeitung von Traumata in der Imagination schließt sich meistens eine Therapiesitzung mit eher kognitivem Schwerpunkt an. Als Hausaufgabe vervollständigt die Patientin ihr kognitives Modus-Tagebuch und fokussiert dabei die Themen Schuld- und Schamgefühle. Der Therapeut ist telefonisch außerhalb der Therapiesitzungen erreichbar, wenn die Emotionen für die Patientin zu stark werden.

Probleme bei der Bearbeitung von Traumata

Die Patientinnen erleben in diesen Therapiesitzungen sehr intensive Emotionen. Es ist hilfreich, wenn der Therapeut im Umgang mit Traumatisierung versiert ist und mit intensiven Emotionen umgehen kann. Es ist seine Aufgabe, die Patientin während dieses Prozesses zu unterstützen.

Der Therapeut geht sehr vorsichtig vor, um zu vermeiden, dass Erinnerungen an Erlebnisse suggeriert werden, die gar nicht stattgefunden haben. Ist die Patientin unsicher, wie ein Ereignis genau ablief oder ob es stattgefunden hat, betont der Therapeut, dass es nicht wichtig ist, dieses Ereignis möglichst detail- und wahrheitsgetreu wiedergeben zu können. Bei dieser Methode liegt der Schwerpunkt darauf, wie die Patientin ein Ereignis subjektiv erlebt hat, welche Schlussfolgerungen sie daraus gezogen hat und welche dysfunktionalen Schemata sich daraus entwickelten. Es ist nicht empfehlenswert, Informationen, die aus diesen Therapiesitzungen gewonnen werden, in einer rechtlichen Auseinandersetzung zu nutzen.

In den Kapiteln 4 bis 8 wurden verschiedene therapeutische Techniken und Methoden der Schematherapie ausführlich besprochen. Wo immer möglich, wurden die Therapiephasen und die Modi den verschiedenen Techniken zugeordnet. Dies reicht jedoch nicht aus, um die verschiedenen Modi bestmöglich zu behandeln. Aus diesem Grund werden in Kapitel 9 die verschiedenen Techniken für jeden einzelnen Modus separat besprochen.

9 Behandlungsmethoden und der jeweilige Modus

Jeder Modus verlangt eine spezifische Herangehensweise. Manche der bereits beschriebenen Techniken passen besser zu bestimmten Modi als andere. Dies wird außerdem durch die Tatsache verkompliziert, dass ein Wechsel zwischen den Modi innerhalb und außerhalb der Therapiesitzungen häufig ist. Ein Modus beeinflusst den anderen und die Patientin scheint keine Kontrolle darüber zu besitzen. Der Therapeut versucht diese Modi während der Therapiesitzung zu benennen, sobald sie auftreten. Schließlich wird auch die Patientin lernen, zwischen den verschiedenen Modi zu unterscheiden. Die in den Kapiteln 4 bis 8 beschriebenen Techniken werden gezielt und unter Berücksichtigung des jeweils gerade vorherrschenden Modus eingesetzt. Aus diesem Grund erläutern wir, welche Techniken im Bereich des Fühlens (erlebnisorientierte Techniken), des Denkens (kognitive Techniken) und des Handelns (verhaltensbezogene Techniken) bei welchem Modus angebracht sind und wie die therapeutische Haltung bei jedem Modus angepasst wird. Es werden auch Informationen über das Thema Pharmakotherapie gegeben und typische Schwierigkeiten des Therapeuten im Umgang mit spezifischen Modi dargestellt.

Zusätzlich zu dem an spezifische Modi angepassten Vorgehen ist noch ein weiterer Schritt notwendig, wenn man die Therapie vom Theoretischen ins Praktische umsetzen will. Die Modi ändern sich kontinuierlich und erfordern, dass der Therapeut seine Einstellung und Methoden ebenfalls kontinuierlich anpasst. Im Abschnitt 9.6 »Umgang mit rasch wechselnden Modi (oder: die Aufgabe des Therapeuten, gleichzeitig Flipper und Schach zu spielen)« erörtern wir, wie der Therapeut am besten mit den schnell wechselnden Modi während einer therapeutischen Sitzung umgeht.

9.1 Behandlungsmethoden im Umgang mit dem distanzierten Selbstschutz-Modus

Therapeutische Beziehung

Zu Beginn der Therapie begegnet dem Therapeuten häufig der distanzierte Selbstschutz-Modus. Die Patientin fürchtet die intensiven Emotionen im Modus des verlassenen oder missbrauchten Kindes und hat Angst vor Bestrafungen oder Demütigungen durch den bestrafenden Modus. Der Therapeut versichert einer Patientin im Selbstschutz-Modus regelmäßig, dass er ihr helfen wird, mit diesen intensiven und oft unangenehmen Emotionen umzugehen. Er ermutigt sie, ihren Emotionen Ausdruck zu verleihen. Er spricht zu einer Patientin im Selbstschutz-Modus mit freundlicher und doch fester Stimme. Während jeder Therapiesitzung versucht der Therapeut, den Selbstschutz-Modus irgendwie zu umgehen, auch wenn dies viel Mühe erfordert. Wenn die Patientin im Selbstschutz-Modus ist, kann der Therapeut den Modus des verlassenen Kindes nicht erreichen und die Technik der begrenzten Übernahme der Elternrolle nicht durchführen (s. Kap. 4). Manchmal kann die Patientin im Selbstschutz-Modus sogar aggressiv werden, meist eine Folge mangelnden Vertrauens in den Therapeuten. Aus diesem Grund tut die Patientin im Selbstschutz-Modus alles, um den Therapeuten von dem Modus des verlassenen Kindes fernzuhalten. Sie will sich vor weiteren Misshandlungen schützen. Der Therapeut braucht Geduld und bemüht sich um das Vertrauen der Patientin. Wenn die Patientin ihm misstraut, verdeutlicht ihr der Therapeut, dass dies ein Hinweis auf ihren aktiven Selbstschutz-Modus ist. Er zeigt Verständnis für ihre Unvermögen, ihm Vertrauen zu schenken. Der Therapeut ist einfühlsam und erörtert, dass Vertrauensaufbau lange dauern kann, besonders wenn jemand in der Vergangenheit schlechte Erfahrungen mit nicht vertrauenswürdigen Menschen gemacht hat. Der Therapeut kann die Häufigkeit oder die Dauer der Therapiesitzungen steigern und dabei versuchen, den Selbstschutz-Modus zu umgehen. Häufig zieht sich der Selbstschutz-Modus unter diesen Umständen zurück. Außerhalb der Therapiesitzungen kann der Selbstschutz-Modus seinen Einfluss durch Selbstverletzungen oder Suizidversuche zeigen. In gewissem Ausmaß schützt körperlicher Schmerz die Patientin vor psychischem Schmerz. In diesem Fall gilt alle Aufmerksamkeit zunächst der Beendigung der Selbstverletzungen oder Suizidversuche. Der Therapeut stellt sicher, dass er für die Patientin leicht erreichbar und während seiner Abwesenheit eine Kriseninterventionsstation verfügbar ist.

Fühlen

Die beste Methode, um den Selbstschutz-Modus loszuwerden, ist die Zwei-Stühle-Technik. Der Therapeut bittet die Patientin, sich auf einen anderen Stuhl zu setzen und in eigenen Worten zu erklären, aus welchem Grund sie den Selbstschutz-Modus braucht. Auf diesem anderen Stuhl kann die Patientin ihre Ängste in Worte fassen, ohne gleich intensive Emotionen zu erleben. Dann kann der Therapeut mit dem Selbstschutz-Modus diskutieren. In diesem Gespräch betont er, dass der Selbstschutz-Modus eine funktionale Rolle in Noras Vergangenheit spielte, als sie schwierigen Situationen nicht aus dem Weg gehen konnte. Noras Situation hat sich jetzt verändert und sie kann es der kleinen Nora erlauben, sich vom Therapeuten beschützen zu lassen, der ihr hilft mit ihren Emotionen auf andere (erwachsene) Weise umzugehen. Wenn die Beziehung zwischen Therapeut und Patientin stark und vertrauensvoll ist, reagiert die Patientin oft mit intensiven Emotionen auf diese Zusicherung und wechselt in den Modus des verlassenen Kindes. Der Therapeut bittet sie dann, zu ihrem ursprünglichen Stuhl zurückzukehren und führt das Gespräch mit der Patientin im Modus des verlassenen Kindes fort. Wenn sich die Patientin im Selbstschutz-Modus bereiterklärt, die Therapiesitzung im Modus des verlassenen Kindes weiterzuführen, bittet der Therapeut sie, zu ihrem ursprünglichen Stuhl zurückzukehren, auch wenn keine intensiven Emotionen sichtbar sind.

Um dem Selbstschutz-Modus aus dem Weg zu gehen, kann der Therapeut die Patientin auch bitten, die Augen zu schließen und sich die kleine Nora vorzustellen.

Ist dies erfolgreich, versucht der Therapeut auf diese Weise, das verlassene Kind zu erreichen und ermutigt es, seinen Emotionen Ausdruck zu verleihen.

Denken

Der Therapeut hält die Vor- und Nachteile des Selbstschutz-Modus auf einem Flipchart fest. Der Patientin, der hauptsächlich Vorteile einfallen, hilft der Therapeut, auch Nachteile zu finden. Er erklärt ihr, aus welchem Grund es in ihrem Interesse liegt, den Umgang mit Gefühlen und Emotionen zu erlernen. Dies ist eine wichtige Fertigkeit für zukünftige Beziehungen oder die Erziehung von Kindern. Ferner hilft es ihr allgemein bei der Entwicklung ihrer Persönlichkeit (s. Tab. 9.1). Diese kognitive Technik ermutigt die Patientin, ihren Selbstschutz-Modus loszulassen.

Andere kognitive Techniken, die in Kapitel 6 beschrieben wurden, sind bei diesem Modus weniger sinnvoll. Was auf kognitiver Ebene verändert wird, kann auf emotionaler Ebene nicht aufgegriffen werden. Neue Einsichten sind noch nicht fest verankert.

Tabelle 9.1 Beispiele für Vor- und Nachteile des Selbstschutz-Modus

Vorteile	Nachteile
Ich fühle mich ruhig.	Ich fühle mich leer.
Ich habe kein Bedürfnis, mir Verletzungen zuzufügen.	Wenn ich meine Gefühle lange unterdrücke, verletze ich mich anschließend selbst.
Ich habe keine Konflikte mit anderen Menschen.	Ich habe keine Verbindung zu anderen Menschen (oder meinem Therapeuten).
Ich brauche innerhalb der Therapiesitzung nicht über Probleme sprechen.	Im Selbstschutzmodus kann ich keine neuen Beziehungen aufbauen.
Ich brauche nichts Neues ausprobieren (z. B. neue Arbeitsstelle, neue Ausbildung).	Ich lerne nicht, mit meinen Emotionen umzugehen, also wird es mir schwerfallen, Kinder großzuziehen. Sonst bekommen diese später die gleichen Probleme, wie ich sie habe. Ich lerne nicht, meine Probleme zu überwinden. Ich finde keine Arbeit oder Ausbildungsstätte und werde deshalb kein normales Einkommen haben. Im Selbstschutzmodus bleibt mein Leben langweilig.

Verhalten

Es ist notwendig, dass die Patientin lernt, innerhalb und außerhalb der Therapiesitzungen weniger Zeit im Selbstschutz-Modus zu verbringen. Nur wenn sie dies erfolgreich innerhalb der Therapiesitzungen tun kann, ist sie auch außerhalb der Therapiesitzungen dazu in der Lage.

Der Therapeut ermutigt sie, ihre Gefühle immer öfter auch mit anderen Menschen zu teilen. Wenn sie wenig Kontakt zu anderen Personen hat, bestärkt er sie, an Aktivitäten teilzunehmen, bei denen sie andere Menschen trifft. Wenn die Patientin einmal Beziehungen aufgebaut und ein paar gute Freunde gewonnen hat, kann es helfen, diese zu einer oder mehreren Therapiesitzungen einzuladen, damit die Patientin übt, ihre Emotionen anderen Menschen gegenüber zu zeigen.

Pharmakotherapie

Die Anwendung von Psychopharmaka ist gerechtfertigt, wenn die Ängste und Panik der Patientin ein Ausmaß erreichen, das die Patientin nicht länger tolerieren kann. In diesem Fall werden Antidepressiva empfohlen. Dennoch gibt es mindestens zwei Gründe, besonders vorsichtig bei der Anwendung von Psychopharmaka während der Schematherapie zu sein. Es gibt Hinweise, dass Psychopharmaka mit emotionalen und kognitiven Veränderungsprozessen interferieren und die Gesundung verzögern (Giesen-Bloo et al., 2006). Zweitens könnte die Anwendung von Psychopharmaka den Selbstschutz-Modus stärken, also das Gegenteil dessen bewirken, was die Schematherapie zu erreichen versucht. Wenn schließlich alles gut geht, dauert es ungefähr ein Jahr, bis der Selbstschutz-Modus deutlich seltener auftritt. Überdies wird er, wenn er aktiv ist, sehr viel leichter in den Hintergrund gedrängt werden können.

Probleme

Wenn die Patientin müde oder schläfrig wirkt, ist es fast unmöglich, einen Zugang zu ihr zu finden. Der Therapeut überprüft, ob dies an einem akuten Schlafmangel liegt und wenn ja, welcher Modus diese Schlafstörungen verursacht. Wenn die Ursachen bekannt sind, kann der Therapeut zusammen mit der Patientin überlegen, wie sie ihre Schlafgewohnheiten günstig verändern kann. Gibt es keine körperliche Erklärung für die Schlafstörung, ist wahrscheinlich der Selbstschutz-Modus die Ursache. In diesem Fall kann der Therapeut mittels verschiedener Methoden versuchen, sie »aufzuwecken«: Er kann die Fenster öffnen, lauter sprechen oder sie sogar (sanft) schütteln. Häufig hilft es, das Gespräch mit einem schwierigen Thema zu beginnen, das die Patientin zu erhöhter Aufmerksamkeit zwingt. Wenn die »Abwesenheit« der Patientin einen dissoziativen Charakter annimmt, helfen Konzentrationsübungen wie kontrolliertes Atmen, einen Punkt im Raum fixieren und die Patientin beschreiben lassen, wo sie sich befindet und mit wem sie zusammen ist. Der Therapeut versichert der Patientin fortlaufend, dass er sie vor ihrem strafenden Modus schützen wird. Dabei versucht er herauszufinden, was die Patientin so in Angst versetzt hat, dass sie in diesen dissoziativen Zustand geraten ist. Er versucht ferner, die Ergebnisse dieser

Suche mit den traumatischen Erfahrungen aus der Vergangenheit der Patientin in Verbindung zu bringen.

Intensiver Stress in Verbindung mit ausgeprägten Ängsten kann kurzeitige psychotische Symptome auslösen. Diese psychotischen Symptome haben häufig paranoide Inhalte. Die Patientin denkt zum Beispiel, dass der Therapeut sie schlagen wird, oder sie glaubt, einen aggressiven Ausdruck auf seinem Gesicht zu erkennen. In dieser Situation scheint der Therapeut für die Patientin zum misshandelnden Elternteil zu werden. Ähnlich wie in Situationen, in denen die Patientin in einen dissoziativen Zustand flüchtet, gibt der Therapeut ihr in kleinen Schritten Sicherheit und bringt sie zurück in die Realität. Mit sinkendem Stresslevel werden im Regelfall auch die psychotischen Symptome weniger. Vorübergehender Gebrauch antipsychotischer Medikamente ist manchmal indiziert.

Manchmal erkennt der Therapeut nicht, dass der Selbstschutz-Modus aktiv ist, da die Patientin scheinbar vernünftige Aussagen macht und den Therapeuten um praktische Lösungsvorschläge bittet. Der Therapeut könnte annehmen, dass er es mit dem gesunden Erwachsenen-Modus zu tun hat. Um die Situation zu klären, fragt er die Patientin nach ihren Emotionen. Falls sie flach und emotionslos reagiert, weiß er, dass die Patientin im Selbstschutz-Modus aktiv ist. Praktische Lösungen zu verfolgen, während sich die Patientin im Selbstschutz-Modus befindet, ist selten eine gute Idee, da dieser Modus nicht die Bedürfnisse des kleinen Kindes berücksichtigt. Wenn die Antwort andererseits nuancierter ausfällt, weiß der Therapeut, dass die Patientin im gesunden Erwachsenen-Modus aktiv ist. Wenn die Patientin genügend Unterstützung vom Therapeuten bekommt, kann sie sogar im Modus des verlassenen Kindes selbst praktische Lösungen überlegen.

9.2 Behandlungsmethoden im Umgang mit dem Modus des verlassenen oder missbrauchten Kindes

Therapeutische Beziehung

Wie bereits detailliert in Kapitel 4 besprochen, ist der Aufbau einer vertrauensvollen therapeutischen Beziehung mit der Patientin ein kontinuierlich wichtiger Punkt. Im Modus des verlassenen Kindes kann der Therapeut die Patientin unterstützen und trösten. Er zeigt ihr verschiedene gesunde Möglichkeiten, ihre Bedürfnisse zu erfüllen und gleichzeitig die Bedürfnisse anderer zu respektieren. Es ist zu diesem Zeitpunkt der Therapie nicht nötig, dass der Therapeut nach praktischen Lösungen für die Probleme der Patientin sucht, vielmehr zeigt er Verständnis und Einfühlungsvermögen für die Emotionen und Bedürfnisse der Patientin. Es ist besonders wichtig, dass er die Patientin auf warme und verständnisvolle Weise unterstützt. Während schwieriger Perioden im Leben der Patientin ruft der Therapeut sie entweder selbst an oder erlaubt ihr, ihn außerhalb der Therapiesitzungen zu erreichen. Ziel ist, dass die Patientin Einfühlungsvermögen für das kleine Kind entwickelt, das sie einmal war. Wenn die Therapie fortschreitet, zeigt der gesunde Erwachsenen-Modus immer mehr Unterstützung für das verlassene Kind. Aus diesem Grund wird die zusätzliche Aufmerksamkeit (z. B. Telefonanrufe außerhalb der Therapiesitzungen) weniger nötig.

Fühlen

Im Grunde sind alle erlebnisorientierten Techniken in diesem Stadium der Therapie nützlich, um der Patientin im Modus des verlassenen Kindes die Möglichkeit zu geben, ihren Emotionen Ausdruck zu verleihen. Diese Techniken, insbesondere Imaginationsübungen und Rollenspiele zu vergangenen Situationen zeigen, dass es normal ist, um Hilfe und Unterstützung zu bitten und diese auch zu erhalten. In späteren Phasen der Therapie wird die Patientin lernen, wie sie diese Einstellung in ihren gesunden Erwachsenen-Modus integrieren kann und auch ohne die Unterstützung des Therapeuten auskommt. Um sie in dieser Entwicklung zu bestärken, ermutigt der Therapeut die Patientin, in der Imaginationsübung die Rolle des gesunden Erwachsenen zu übernehmen, der sich um das verlassene Kind kümmert. Die meisten Patientinnen mit Borderline-Persönlichkeitsstörung sind erst in der Abschlussphase der Therapie dazu in der Lage. Der Therapeut zeigt Geduld, insbesondere wenn die Patientin aufgrund äußerer Umstände in ihrer Kindheit gezwungen war, eine Elternrolle zu übernehmen. Die Patientin benötigt zunächst eine Zeitlang die Möglichkeit, ein Kind zu sein und die Fürsorge des Therapeuten zu erfahren, bevor sie erwachsen wird und sich in der Rolle des gesunden Erwachsenen wohl fühlt. Im Rollenspiel zu vergangenen Situationen ist die dritte Phase, in der sie verschiedene Verhaltensweisen ausprobiert, die schwierigste, da sie mit begrenztem Erfahrungsschatz alternative Verhaltensweisen erarbeiten muss. Der Therapeut hilft ihr, indem er verschiedene Verhaltensoptionen als Modell vorgibt, bevor die Patientin diese ausprobiert.

Denken

Durch kognitive Techniken lernt die Patientin, wie eine normale Kindheit aussieht. Sie integriert Elemente, die sie während ihrer eigenen Kindheit vermisst hat, und lernt, wie sie sich in Zukunft ihre Bedürfnisse erfüllen kann. Der Patientin hilft es, Bücher über die normale Entwicklung von Kindern zu lesen, um ihr Verständnis zu schulen. Ferner schlägt der Therapeut vor, sich über universelle Rechte von Kindern zu informieren, um einen Eindruck von normalen Standards zu erhalten. Der Therapeut entwirft Selbstinstruktionskarten, auf die er positive Dinge über die Patientin schreibt, und bittet sie, diese zu Hause zu lesen. Der größte kognitive Fehler, den Patientinnen im Modus des verlassenen Kindes machen, ist die Annahme, dass Ereignisse, weil sie einmal auf bestimmte Weise stattgefunden haben, immer so verlaufen werden. Sie haben eine mit der Realität nicht übereinstimmende Vorstellung von zeitlichen Verläufen. Die Vorstellung, dass sehr schlimme Dinge mit der Zeit weniger schmerzhaft werden, hilft ihnen, sich weniger ängstlich und traurig zu fühlen.

Verhalten

Der Therapeut zeigt der Patientin seinen Respekt, indem er auf sehr freundliche und respektvolle Weise mit ihr spricht. Er lobt sie regelmäßig, um ihr seine Anerkennung ihrer Person und ihrer Bemühungen, ihr Verhalten zu verändern, zu verdeutlichen. Die Patientin lernt, sich selbst Komplimente zu machen.

Manchmal ist es für die Patientin wichtig, zeitweise den Kontakt zu ihren Eltern oder anderen Personen einzuschränken, die einen schädigenden Einfluss auf ihr Leben haben. Dies ist insbesondere notwendig, wenn die Eltern die Patientin in gegenwärtigen Situationen auf genau die gleiche Weise behandeln wie früher während ihrer Kindheit. In diesem Fall ist es am besten, den Kontakt auf ein Minimum zu reduzieren, bis die Patientin einen starken Erwachsenen-Modus entwickelt hat. Dann kann sie selbst entscheiden, in welchem Ausmaß sie den Kontakt zu ihren Eltern aufrechterhalten will. Eingeschränkter Kontakt, selbst über einen kurzen Zeitraum, ist sehr schwierig für die Patientin. Sie wird von Schuldgefühlen (bestrafender Modus) gequält und hat Angst, vollkommen allein auf der Welt zu sein (Modus des verlassenen Kindes). Sie bagatellisiert den schlechten Einfluss ihrer Eltern und kann sogar wütend auf den Therapeuten werden (Selbstschutz-Modus). Hat die Patientin »nur« emotionale Misshandlungen oder Vernachlässigung erfahren, keinen körperlichen oder sexuellen Missbrauch, wird sie nur widerwillig den Kontakt zu ihren Eltern einschränken. Der Therapeut ist im Umgang mit diesem Thema sehr vorsichtig und bedenkt alle Vor- und Nachteile. Hierfür ist eine sichere, starke therapeutische Beziehung notwendig, die vom Therapeuten zusätzlich Zeit und Mühe verlangt. Eine besondere Notwendigkeit für einen vorübergehenden Kontaktabbruch ergibt sich, wenn die Patientin trotz zweier Therapiesitzungen pro Woche aufgrund des täglichen negativen Einflusses der Eltern keine Fortschritte in der Therapie erzielt.

Wie im Abschnitt 9.1 »Behandlungsmethoden im Umgang mit dem Selbstschutz-Modus« beschrieben, braucht die Patientin neue interpersonelle Kontakte, mit denen sie üben kann, ihre Gefühle zu teilen, und erlebt, was es heißt, Unterstützung zu erfahren. Achtsamkeits- und Meditationsübungen sind ebenfalls Methoden, die unangenehmen Gefühle des verlassenen Kindes zu akzeptieren.

Probleme

Manche Therapeuten übernehmen die Elternrolle und sind dabei zu erfolgreich. Zuviel Fürsorge für die Patientin kann den Therapeuten verleiten, die Grenzen der therapeutischen Beziehung zu überschreiten. Young et al. (2003) definierten die Grenzen des Therapeuten wie folgt: »Der Therapeut hat keinen Kontakt zu der Patientin außerhalb der Arbeitsbeziehung. Er macht die Patientin nicht abhängig von sich und benutzt die Patientin nicht, um eigene Bedürfnisse zu befriedigen. Hier geht es um die begrenzte Übernahme der Elternrolle durch den Therapeuten, nicht um wirkliche Elternschaft.«

Manche Therapeuten dagegen übernehmen die Elternrolle nur teilweise und finden das Verhalten der Patientin kindisch. Dies stellt eine Schwierigkeit dar. Erforderlich ist die Bereitschaft, die Probleme als diejenigen eines kleinen Kindes zu akzeptieren, das seine Probleme selbst nicht lösen kann. Der Therapeut investiert zusätzliche Energie und Zeit in diese Behandlung. Er bewertet die Patientin nicht als habgierig, sondern als Person, deren Bedürfnisse bisher stets unerfüllt blieben. Er sucht ein Gleichgewicht zwischen »zu viel« und »zu wenig«. Es hilft, wenn er der Patientin erklärt, dass ihre Bedürfnisse nachvollziehbar sind, er diese aber nicht immer zu 100 % oder sofort befriedigen kann. Er achtet ihre Bedürfnisse und erwartet nicht, dass die Patientin ihre Emotionen unterdrückt (so wie es bestrafende Eltern wollen würden). Auch ist es gut für ihre Frustrationstoleranz, wenn sie merkt, dass ihre Bedürfnisse nicht vollständig und zum perfekten Zeitpunkt erfüllt werden können.

9.3 Behandlungsmethoden im Umgang mit dem Modus des wütenden oder impulsiven Kindes

Therapeutische Beziehung

Eine Patientin im Modus des wütenden oder impulsiven Kindes braucht eine sichere therapeutische Beziehung mit klar gesteckten Grenzen (s. »Grenzen-setzen« in Abschn. 4.1). Innerhalb dieser Grenzen kann das wütende Kind seiner Wut Ausdruck verleihen (s. »Wut« in Abschn. 5.7) und eine gesunde, angemessene Durchsetzungsfähigkeit erlernen (s. Abschn. 7.2 »Fertigkeitentraining und Rollenspiele«). Das Thema Wut wird meist erst in späteren Phasen der Therapie vollständig angesprochen. Zu Beginn der Therapie wagt die Patientin manchmal nicht, diese Emotion zu zeigen, da sie die Ablehnung des Therapeuten oder den bestrafenden Modus fürchtet. Die Patientin kann so viel Angst vor ihrer eigenen Aggressivität haben, dass sie sich nicht traut, zur Therapiesitzung zu kommen. In diesem Fall ruft der Therapeut sie zur verabredeten Zeit an und beginnt ein Gespräch über ihre Ängste. Er versichert ihr, dass er weder geschockt noch strafend reagiert, wenn sie wütend wird, sondern ihr beim angemessenen Ausdruck ihrer Wut hilft. Fürchtet die Patientin, die Kontrolle zu verlieren und ihren Therapeuten unabsichtlich zu verletzen, können beide vereinbaren, dass die Patientin bei Kontrollverlust kurzzeitig den Raum verlässt, bis ihre Wut verraucht ist. Der Therapeut kann ihr Methoden zeigen, wie sich die Wut am besten entladen kann, z. B. durch Schlagen auf ein Kissen. Dies demonstriert er, indem er auf ein Kissen schlägt und seine Wut herausschreit. Er ermutigt sie somit, das Gleiche zu tun und immer ein Kissen in der Nähe zu haben, sollte die Wut in ihr hochsteigen. Auf diese Weise wird der Patientin klar, dass Wut akzeptabel ist, egal wie groß sie ist. Der Ausdruck von Wut darf nur so erfolgen, dass nichts beschädigt und keiner verletzt wird. Dies gibt der Patientin Sicherheit und ermöglicht, dass sie ihrer Wut häufiger Ausdruck geben kann.

Fühlen

Wenn die Patientin keinen Kontakt mit ihren Gefühlen von Wut bekommt, ist es die Aufgabe des Therapeuten, ihr zu helfen (s. »Wut« in Abschn. 5.7). Bei Imaginationsübungen zu vergangenen Situationen, in denen die Patientin sehr wütend war, aber nichts mit dieser Wut anfangen konnte, stellt der Therapeut sicher, dass der bestrafende Modus der Patientin nicht schaden kann. Er tut dies, indem er in der Imagination unzerstörbare, durchsichtige Mauern zwischen dem wütenden Kind und dem bestrafenden Modus aufbaut oder den bestrafenden Modus fesselt und zurückhält. Er gibt damit der Patientin im Modus des wütenden Kindes oder im gesunden Erwachsenen-Modus die Möglichkeit, ihrer Wut Luft zu machen. Wenn sie nicht dazu in der Lage ist, übernimmt der Therapeut diese Aufgabe für sie. Er zeigt seine Wut körperlich (z. B. indem er auf das Kissen schlägt) und ermutigt sie, es ihm gleichzutun.

Nach dieser Form der Imaginationsübung bespricht er einen Notfallplan mit der Patientin sowie alternative Umgangsmöglichkeiten mit dem bestrafenden Modus für den Fall, dass er außerhalb der Therapiesitzungen auftaucht und Rache üben will. Nach dieser Art der Imaginationsübung verspüren manche Patientinnen das Verlangen, sich zu verletzen oder unternehmen einen Suizidversuch als Strafe für ihre wütenden Emotionen. Droht dies, kann die Patientin den Therapeuten oder ein Mitglied des Teams anrufen. Falls der Therapeut an ihren Fähigkeiten, aktiv um Hilfe zu bitten, zweifelt, ruft er sie zu verabredeten Zeiten an und gibt Acht, dass es ihr gut geht.

Denken

Patientinnen mit BPD beschäftigen sich häufig mit einer Reihe irrationaler Gedanken im Bezug auf ihre Wahrnehmung von Wut oder ihrem Bedürfnis, ihrer Wut Ausdruck zu verleihen. Diese irrationalen Gedanken sind ausgezeichnet für die Behandlung mit kognitiver Therapie geeignet. Es ist sehr hilfreich, andere Personen beim Umgang mit Wut zu beobachten und ein Verständnis dafür zu entwickeln, wie man seine Wut auf normale Weise zum Ausdruck bringt.

Verhalten

Zuerst übt die Patientin, milder Verärgerung oder leichter Wut innerhalb und außerhalb der Therapiesitzungen Ausdruck zu verleihen (s. Abschn. 7.2). Dies kann die Form eines Experiments annehmen und stellt die dysfunktionalen Gedanken infrage. Hat die Patientin Probleme mit Wut und Ruhelosigkeit zu Hause und kennt die Ursache hierfür nicht, ist es wahrscheinlich übriggebliebene Wut aus ihrer Vergangenheit, die noch nicht bewältigt ist. Körperliche Aktivität ist wichtig, um die Ruhelosigkeit in den Griff zu kriegen. Manche finden es hilfreich, auf ein Kissen oder einen Boxsack zu schlagen, während andere Sport als Quelle der Entspannung nutzen. Eine Patientin bevorzugt Sport, eine andere putzt frenetisch das Haus. Der Therapeut kann während der nachfolgenden Therapiesitzungen erörtern, wodurch diese Wut hervorgerufen wird.

Pharmakotherapie

Wut führt bei manchen Patientinnen zu Schlaflosigkeit. Bei übermäßiger Müdigkeit wird ihre Fähigkeit beeinträchtigt, den bestrafenden Modus in Grenzen zu halten.

Dennoch sind Benzodiazepine und andere Psychopharmaka nicht regelhaft indiziert. Bei der Bewertung von Benzodiazepinen ist zu beachten, dass diese als Nebenwirkung dazu führen können, dass die Patientin die Selbstkontrolle verliert und sich die Wahrscheinlichkeit eines unkontrollierbaren Wutausbruchs erhöht.

Probleme

Es ist von besonderer Bedeutung, dass der Therapeut den bestrafenden Modus richtig einschätzt, insbesondere sein Verhalten nach den Therapiesitzungen. Deshalb spricht der Therapeut gegen Ende der Therapiesitzung über die Möglichkeit einer vermehrten Aktivität des bestrafenden Modus, wenn die Patientin während der Therapiesitzung im Modus des wütenden Kindes war.

Der Modus des wütenden Kindes kann beim Therapeuten mehr negative Reaktionen wachrufen als jeder andere Modus. Aus diesem Grund achtet der Therapeut auf sein eigenes Verhalten, besonders wenn sich die Wut dieses Modus gegen ihn selbst richtet. Am besten betrachtet er die Patientin als Kind mitten in einem Wutanfall, das mit dem Fuß aufstampft. Ist er nicht in der Lage, seine eigene Wut im Zaum zu halten, und beantwortet er ihre Wut mit einer Gegenattacke, wird sich die Patientin ohne Zweifel verlassen und abgelehnt fühlen (Modus des verlassenen Kindes). Ein weiteres Risiko ist, dass der Therapeut sich von der Patientin zurückziehen möchte, weil er ihre Wut nicht erträgt. Dies bedeutet nicht, dass der Therapeut dem aggressiven Verhalten der Patientin keine Grenzen setzen darf. Er toleriert, dass sie sich wütend fühlt, aber er braucht nicht alle Formen des Wutausbruchs erdulden. Er lehnt ihre Wut nicht ab, sondern bespricht mit der Patientin, welcher Teil realistisch und welcher unrealistisch ist. Bekommt der Therapeut tatsächlich Angst vor der Patientin, untersucht er, ob die Patientin im Modus des wütenden Kindes oder im wütenden Selbstschutzmodus aktiv ist. In beiden Fällen stellt er sicher, dass die gesetzten Grenzen von der Patientin respektiert werden.

Die wütende Nora verletzt sich selbst und unternimmt Suizidversuche, um ihre Wut zu zeigen. In diesem Modus will sie sich nicht selbst bestrafen, sondern sich an den Personen in ihrem Umfeld rächen, die sie ungerechterweise verletzt haben. In seltenen Fällen droht die Patientin diejenigen zu töten, die ihr Unrecht getan haben. Droht die Patientin mit Suizid oder Mord, steht der Therapeut unter enormem Druck und ruft der Patientin ins Bewusstsein, dass sie dabei Grenzen überschreitet. Auch die Einbeziehung eines Kollegen sollte erwogen werden (s. Abschn. 8.4 »Suizidversuche und Selbstverletzungen«).

9.4 Behandlungsmethoden im Umgang mit dem bestrafenden oder überkritischen Modus

Therapeutische Beziehung

Der Therapeut schützt die Patientin so weit wie möglich vor dem Einfluss des bestrafenden Modus. Dieser Modus ist sehr gefährlich, da die Tatsache, dass die Patientin sich bestrafen will, zu zerstörerischem Verhalten wie Selbstverletzungen und Suizidversuchen führen kann. Während der Therapie versucht der Therapeut eine sichere Situation zu schaffen und stellt sicher, dass er im Falle einer Krise für die Patientin erreichbar ist (s. Abschn. 8.3 »Umgang mit Krisen« und Abschn. 8.4 »Suizidversuche und Selbstverletzungen«). Trotz aller Bemühungen wird die Patientin manche Bemerkungen des Therapeuten als überkritisch wahrnehmen. Meist ist der Therapeut sich dessen gar nicht bewusst. Dennoch ist, wenn die Patientin plötzlich von einem Modus in einen anderen wechselt (zum bestrafenden Modus oder zum Selbstschutz-Modus), die Wahrscheinlichkeit groß, dass der Therapeut etwas »Falsches« gesagt hat. Er fragt die Patientin, ob dies der Fall ist, und versucht zu erklären, was er eigentlich gemeint hat. Es ist jedoch auch möglich, dass der Therapeut tatsächlich in überkritischer Weise reagiert hat. In dieser Situation ist es entscheidend, dass der Therapeut seinen Fehler korrigiert. Der Therapeut ist das Rollenmodell für einen guten Elternteil (das natürlich auch Fehler macht) und in seiner Haltung das Gegenteil eines bestrafenden und überkritischen Elternteils.

Fühlen

Während der Imaginationsübungen bekämpft der Therapeut den bestrafenden Modus und lehrt die Patientin, sich ebenfalls gegen diesen zu wehren. Dies kann auch im Rollenspiel zu vergangenen Situationen erzielt werden. Der Einsatz mehrerer Stühle ist eine ausgezeichnete Technik für den Umgang mit dem bestrafenden Modus (s. Abschn. 5.6). Harte Konfrontation ist die beste Methode, um sich gegen einen bestrafenden Modus zu Wehr zu setzen, dessen Verhalten gegenüber der Patientin eindeutig grausam und respektlos ist. Der Therapeut spricht mit lauter Stimme und unterbricht den bestrafenden Modus, wenn dieser nicht zuhört. Er gebraucht formale Anreden und spricht ihn beispielsweise mit Herr bzw. Frau X (z. B. Name der Eltern, wenn dies zutrifft) an. Äußert sich der Modus überkritisch über die Patientin, liegt der Schwerpunkt der Argumente auf der Hervorhebung der elterlichen Fehler und Härte. Der bestrafende Modus zeigt sich erst dann einsichtig und ist nur dann ruhig, wenn die Fehler der Eltern angesprochen werden. Ein Aspekt, in dem der Modus klar versagt hat, ist die liebevolle und unterstützende Erziehung seiner Tochter. Die Methode ist besonders erfolgreich, wenn der überkritische Modus deutlich mit mindestens einem Elternteil oder einer anderen Autoritätsperson in Verbindung zu bringen ist. Der Therapeut kennt meist überzeugende Beispiele, die er während der Eingangsinterviews gesammelt hat.

Eine Variation dieses Themas ist ein Elternteil, das sich ständig beklagt oder jammert und bei der Patientin Schuldgefühle hervorruft. Diese Form des bestrafenden Modus beansprucht alle Aufmerksamkeit für sich und macht die kleine Nora für das Unglück der Eltern verantwortlich. Geht Nora ihren eigenen Weg, wird sie bestraft und mit Vorwürfen überschüttet. Die Patientin selbst bemitleidet ihre Eltern, fühlt sich für deren Glück verantwortlich und kann dem Modus in diesem Punkt nicht widersprechen. In diesem Fall geht der Therapeut mit dem bestrafenden Modus nicht zu hart ins Gericht, stellt sich diesem aber doch entschlossen entgegen. Er erklärt dem Modus, dass Noras Eltern für sich selbst verantwortlich sind und Hilfe für sich beanspruchen können, aber in diesem Punkt nicht alles auf die kleine Nora abwälzen können.

Bei allen erlebnisorientierten Techniken vermeidet der Therapeut eine ausführliche Diskussion mit dem bestrafenden Modus. Dies könnte als Eingeständnis verstanden werden, dass der bestrafende Modus zumindest teilweise Recht hat. Der bestrafende Modus kann nicht auf nuancierte Weise denken, sondern attackiert sogar kleinste Fehler und Unzulänglichkeiten. Dinge differenziert zu betrachten, ist eine Fähigkeit des gesunden Erwachsenen-Modus, nicht des bestrafenden Modus.

Denken

Denkt die Patientin negativ über sich selbst und bemerkt, dass der bestrafende Modus hierfür die Ursache ist, kann sie mithilfe des gesunden Erwachsenen-Modus ein kognitives Modus-Tagebuch führen, das ihr eine ausgewogene Einschätzung der eigenen Person erlaubt. Der bestrafende Modus arbeitet mit Schwarz-Weiß-Denken und bewertet die Patientin dementsprechend. Gedanken wie »Ich bin böse, doof, hässlich und habe an allem Schuld« sind häufig. In diesen Situationen können Techniken wie die mehrdimensionale Bewertung, das Kreisdiagramm und die Gerichts-Übung angewendet werden (s. Kap. 6). Des Weiteren kann die Patientin Menschen in ihrem Umfeld um Hilfe bitten, um einen Fehler, den sie gemacht hat, aus einer anderen Perspektive einzuschätzen zu können.

Andere Methoden, wie das Tagebuch positiver Ereignisse (Anhang C) und die Überprüfung der persönlichen Vergangenheit (Anhang D), versorgen die Patientin mit Argumenten gegen den bestrafenden Modus.

Die Patientin fürchtet, keine Normen und Werte mehr zu haben, wenn sie die exzessiv strengen Standards ihres bestrafenden Modus nicht mehr gelten lässt. Daher ist die Entwicklung von gesunden, erwachsenen Normen und Werten eine Möglichkeit, den Einfluss des bestrafenden Modus zu reduzieren. Der Therapeut hilft der Patientin, flexible und besser begründete Normen zu entwickeln, ohne ihr seine Vorstellungen aufzuzwängen. Diese neuen Normen und Werte gehören zum Bereich des gesunden Erwachsenen-Modus.

Verhalten

Die Patientin kann den bestrafenden Modus durch vielerlei Möglichkeiten loswerden, zum Beispiel:

▶ Eine Audioaufnahme anhören, auf der zu hören ist, wie der Therapeut den bestrafenden Modus wegschickt
▶ Selbstinstruktionskarten lesen, auf denen steht, aus welchem Grund der bestrafende Modus Unrecht hat
▶ Freunde besuchen und um liebevolle Unterstützung bitten
▶ Entspannung durch Entspannungs- oder Meditationsübungen erlangen
▶ Dinge unternehmen, die der Patientin Freude machen und die sie gut kann
▶ Sich selbst trösten lernen, durch Gebrauch eines Übergangsobjekts

▶ Zu Hause einen Schema-Dialog zwischen gesunden und bestrafenden Modi gestalten

Für weitere Informationen über Hausaufgaben verweisen wir auf Abschnitt 8.1 »Hausaufgaben«.

Probleme

Der bestrafende Modus kann nach einer Therapiesitzung, in der er zum Schweigen gebracht wurde, zurückkehren und Rache üben. Der Therapeut darf dieses Risiko nicht unterschätzen. Verschiedene Methoden im Umgang mit diesen Situationen wurden innerhalb dieses Kapitels im Abschnitt 9.3 »Behandlungsmethoden im Umgang mit dem Modus des wütenden oder impulsiven Kindes« erläutert.

Der bestrafende Modus veranlasst die Patientin, Dinge zu tun, die ungesund, unvernünftig und gefährlich sind. Die Patientin glaubt, sie verdiene kein Glück im Leben. Es ist auch ein unbewusster Versuch, den Therapeuten zu einer Bestrafung zu provozieren. Aus diesem Grund lassen viele Patientinnen Therapiesitzungen ausfallen. In diesem Fall ruft der Therapeut die Patientin an und überzeugt sie, dass er keine Bestrafung aussprechen wird, auch wenn manches schief gelaufen ist. Er ermutigt sie, die nächste Therapiesitzung wahrzunehmen. Ist die Patientin telefonisch nicht erreichbar, kann der Therapeut ihr einen Brief schicken, in dem er seine Besorgnis über ihr Wohlbefinden zum Ausdruck bringt und sie zur nächsten Therapiesitzung einlädt.

Die Patientin beschützt ihre Eltern (»Sie konnten nichts dafür. Sie hatten selber eine schwere Kindheit«). Der Therapeut erklärt, dass es wichtig ist, die überkritischen Eltern in Form des bestrafenden Modus zum Schweigen zu bringen, da dieser sich sehr schädlich für die Patientin auswirkt. Er wiederholt, dass die Ablehnung des bestrafenden Modus nicht mit der Ablehnung der Eltern gleichzusetzen ist, sondern eine Seite der Eltern zurückweist, die die Patientin nicht gut behandelt und oft bestraft hat. Erst wenn die Therapie beendet ist, kann die Patientin entscheiden, ob sie ihren Eltern vergeben und Verständnis für deren Situation entwickeln will.

9.5 Behandlungsmethoden im Umgang mit dem gesunden Erwachsenen-Modus

Therapeutische Beziehung

Die therapeutische Beziehung verändert sich langsam, aber sicher von einer Eltern-Kind-Beziehung zu einer Beziehung zwischen Erwachsenen. Die Patientin wird unabhängiger und kann Probleme nun ohne die Hilfe des Therapeuten lösen. Von Beginn der Therapie an versucht der Therapeut, mit dem gesunden Erwachsenen-Modus in Kontakt zu treten, auch wenn diese Momente zunächst selten sind und dazwischen viel Zeit vergeht. Besonders im Umgang mit aggressivem und impulsivem Verhalten sucht der Therapeut die direkte Verbindung zum gesunden Erwachsenen-Modus. Er versucht dieses Verhalten zu beenden, um mit der Therapie fortzufahren.

Beispieldialog mit dem gesunden Erwachsenen-Modus

Nora droht die Therapie abzubrechen, weil ihr Freund sich von ihr getrennt hat und ihr Leben jetzt sinnlos scheint.

T: Nora, ich verstehe, dass Sie im Moment eine schwierige Zeit durchleben, aber ich will mit Ihrem gesunden Erwachsenen-Modus sprechen. Es ist nicht gut, wenn Sie die Therapie abbrechen. Ihre Probleme vergrößern sich dadurch. Ich verstehe, dass Sie in diesem Moment nicht wissen, wohin die Reise geht, aber das wussten Sie am Anfang der Therapie auch nicht und haben dennoch durchgehalten. In diesem Augenblick scheint alles hoffnungslos, aber Ihr gesunder Erwachsenen-Modus weiß, dass es vorübergehen wird und ich Ihnen helfen kann.

Fühlen

Die Patientin kann ihre Wahrnehmungen und Emotionen zum Ausdruck bringen und diese mit anderen Menschen teilen. Dies wird deutlich, wenn sie während der Therapiesitzung ihre Emotionen ohne Scheu zeigt. Die Geschichten, die sie mit dem Therapeuten teilt, zeigen ihre Fähigkeit mit Emotionen in Beziehungen mit anderen umzugehen. Wird sie mit starken Emotionen konfrontiert, überprüft sie, welches ihrer alten Schemata aktiv ist. Sie schafft es allein, diesen alten Schemata mit alternativen gesunden Schemata entgegenzutreten.

Denken

Die Patientin im gesunden Erwachsenen-Modus ist in der Lage, Gedanken, die mit negativen Emotionen und impulsivem Verhalten in Verbindung stehen, zu erforschen und kritisch zu betrachten. Sie betrachtet sich und die Welt auf nuancierte Weise und führt sokratische Dialoge im Stillen (s. Abschn. 6.1), ohne dass es erforderlich ist, alles in einem kognitiven Modus-Tagebuch niederzuschreiben.

Verhalten

Die Patientin nimmt an verschiedenen Aktivitäten eines normalen Erwachsenenlebens teil. Sie hält Freundschaften aufrecht und baut Beziehungen zu anderen Menschen auf. Sie arbeitet, studiert oder verbringt ihre Zeit auf andere sinnvolle Weise. Die Patientin im gesunden Erwachsenen-Modus entscheidet selbst, zu welchen Personen aus ihrer Vergangenheit sie den Kontakt aufrechterhalten und zu welchen sie den Kontakt abbrechen möchte.

Probleme

Zu Beginn der Therapie glaubt der Therapeut manchmal, dass er mit der Patientin im gesunden Erwachsenen-Modus spricht. Die Patientin befindet sich aber tatsächlich im Selbstschutz-Modus. Besonders im Umgang mit Patientinnen, die im Selbstschutz-Modus zu Rationalisierung und Bagatellisierung neigen, ist der Therapeut in Gefahr anzunehmen, dass die Patientin nicht ernsthaft krank ist. In dieser Phase untersucht der Therapeut, ob dieses scheinbar gesunde Verhalten in Übereinstimmung mit der Schwere der Pathologie zu Beginn der Therapie steht. Er überprüft die Emotionen der Patientin, um Klarheit in dieser Frage zu gewinnen (s. »Probleme im Umgang mit dem Selbstschutz-Modus« in Abschn. 9.1).

9.6 Umgang mit rasch wechselnden Modi (oder: die Aufgabe des Therapeuten, gleichzeitig Flipper und Schach zu spielen)

Kurz gesagt ist es die Aufgabe des Therapeuten, die Patientin im Modus des verlassenen Kindes zu unterstützen, ihr im Modus des wütenden Kindes zu zeigen, wie sie ihre Wut angemessen zum Ausdruck bringt, den Selbstschutz-Modus unnötig zu machen, den bestrafenden Modus wegzuschicken und den Modus des gesunden Erwachsenen in seiner Entwicklung zu fördern und aufblühen zu lassen. Wir haben Modus für Modus beschrieben, wie der Therapeut diese Ziele erreichen kann. Die systematische Beschreibung lässt den Eindruck entstehen, der Therapeut könnte planen, an welchem Modus er während der Therapiesitzung arbeitet. Leider ist dies in der Praxis nicht möglich. Weder die Patientin noch der Therapeut haben Kontrolle über die Modi. Modi tauchen plötzlich auf und sind genau so schnell wieder verschwunden, ohne dabei irgendeine Reihenfolge einzuhalten. Manchmal hat die Patientin das Gefühl, der Spielball in einer Flippermaschine zu sein, ständig von anderen herumgestoßen zu werden, anstatt selbst das Spiel zu bestimmen. Jeder neue Ball, der ins Spiel gebracht wird, repräsentiert einen weiteren Modus der Patientin. Die Aktivitäten des Therapeuten haben das Ziel, Ruhe in diese Flippermaschine bringen, bis die Patientin lernt, mit ihrem gesunden Erwachsenen-Modus zu kontrollieren, den Ball dorthin zu schießen, wo sie möchte. Jedes Mal, wenn ein neuer Modus während der Therapiesitzung auftaucht, ist es Aufgabe des Therapeuten, dieser Veränderung auf den Grund zu gehen, den neuen Modus zu benennen und die therapeutische Strategie anzupassen. Wartet er zu lange, riskiert er, dass seine Bemühungen an Wert verlieren, sich die therapeutische Beziehung verschlechtert und die Patientin schlimmstenfalls die Therapie abbricht.

> **Beispieldialog: Reaktion auf rasch wechselnde Modi**
> Nora kommt voller Angst zur Therapiesitzung (Modus des verlassenen Kindes). Sie hat gerade einen Bekannten getroffen, mit dem sie den Kontakt nach einem Streit abgebrochen hatte.
> T: (freundliche Stimme) Ich sehe, dass Sie einen gehörigen Schreck bekommen haben. Das ist verständlich, da Sie nicht erwartet hatten, ihn zu treffen.
> P: Ich traue mich nicht diesen Raum zu verlassen; vielleicht wartet er draußen auf mich.

▶

T: (beruhigende Stimme) Haben Sie Angst, dass er versuchen wird, sie zu verletzen? Es ist viele Jahre her, glauben Sie nicht, dass das Ganze nicht so dramatisch ist?

P: (denkt, dass der Therapeut ihre Aussagen für übertrieben hält) Nein, Sie haben Recht, ich übertreibe mal wieder und mache aus einer Mücke einen Elefanten (bestrafender Modus).

T: (merkt nicht sofort, dass die Patientin im bestrafenden Modus aktiv ist) Ich glaube nicht, dass Sie übertreiben, aber ich frage mich, ob er nach so vielen Jahren immer noch böse auf Sie ist.

P: Ja, das stimmt. Ich sollte daraus nicht so eine große Sache machen. Lassen Sie uns über etwas anderes reden (Selbstschutz-Modus).

Den Rest der Therapiestunde besprechen der Therapeut und die Patientin ein anderes Thema. Das Gespräch scheint eine vernünftige Konversation mit einem gesunden Erwachsenen zu sein. Aber unter der Oberfläche lauert wiederkehrend das Thema der Angst der Patientin vor ihrem alten Bekannten. Sie traut sich nicht mehr, mit dem Therapeuten über dieses Thema zu sprechen und fürchtet Ablehnung. Am Ende der Therapiesitzung flammt diese Angst wieder auf.

P: Trotz allem weiß ich nicht, ob ich es gut bis nach Hause schaffe. Sie können mir nicht helfen (Modus des verlassenen Kindes).

T: (geht in die Defensive = seine eigene Falle) Oh, ich dachte Sie wollten nicht mehr darüber sprechen.

P: (der Selbstschutz-Modus ist aktiv) Vielleicht hilft die Therapie in solchen Situationen nicht. Ich habe schon überlegt, die Therapie ganz abzubrechen.

T: Dies ist ein gutes Thema für die nächste Therapiesitzung.

Ende der Therapiesitzung

Da der Therapeut zu spät bemerkt hat, dass er es mit dem Modus des verlassenen Kindes zu tun hat, wurde der Selbstschutz-Modus aktiviert. Nun besteht die Gefahr, dass der Therapeut die Verbindung mit der Patientin im Modus des verlassenen Kindes verliert. Lässt die Patientin die nächste Therapiesitzung ausfallen, ist es sehr wichtig, dass der Therapeut versucht, sie zu kontaktieren, seinen Fehler einräumt und sie überzeugt, mit der Therapie fortzufahren.

Die Situation wird durch die Tatsache verkompliziert, dass die Modi sich teilweise überlappen. Während ein Modus aktiv ist, wartet ein anderer schon im Hintergrund. Die Patientin kann aus jedem Modus heraus auf alle Informationen aus dem Gespräch mit dem Therapeuten zurückgreifen. Manchmal reagieren verschiedene Modi simultan auf die Aussagen des Therapeuten und die Patientin erlebt eine Art »Krieg« oder Chaos in ihrem Kopf. Aus der Perspektive des Therapeuten scheint es, als würde er gleichzeitig mit fünf (oder mehr) Teilnehmern Blindschach spielen. Jeder Spieler (Modus) macht seine Züge auf einem anderen Brett. Es ist die Aufgabe des Therapeuten, alle verschiedenen Bretter im Hinterkopf zu haben und sich zu erinnern, wer am Zug ist.

Beispiel für den Umgang mit verschiedenen Modi während einer Intervention

Nora beginnt die Therapiesitzung im bestrafenden Modus und äußert sich negativ über sich selbst.

P: Ich bin so ein Versager, ich habe die Hausaufgabe noch nicht mal angefangen. In einer Woche ist Abgabetermin und ich habe noch nichts gemacht.

T: (freundliche Stimme) Wenn ich Sie richtig verstehe, spricht der bestrafende Modus schlecht über Sie.

P: Natürlich, wenn nichts klappt.

T: Ich schlage vor, wir stellen einen weiteren Stuhl für diesen Modus bereit, damit ich diesem etwas sagen kann. Ich bin nämlich ganz anderer Meinung.

(Die Patientin nickt und beide schauen auf den leeren Stuhl, den Platz für den bestrafenden Modus.)

T: (mit deutlich scharfer Stimme) Ich halte Nora überhaupt nicht für eine Versagerin. Sie helfen ihr überhaupt nicht, wenn Sie so reden, Sie machen alles noch schlimmer. Wenn Sie so weitermachen, wird sie wieder anfangen zu trinken und es wird ihr schlecht gehen. Also hören Sie sofort auf, dann kann ich mit der kleinen Nora sprechen und herausfinden, was passiert ist.

In diesem Moment spielt der Therapeut auf dem Brett des bestrafenden Modus. Er setzt diesen Modus dann auf einen anderen Stuhl und bedeutet ihm still zu sein. Zur gleichen Zeit überbringt er dem Selbstschutz-Modus und dem Modus des verlassenen Kindes ebenfalls eine Nachricht.

Zu dem Selbstschutz-Modus sagt er: »Wenn das so weitergeht, wirst du wieder aktiv und Nora fängt an zu trinken.«

Zu dem Modus des verlassenen Kindes sagt er: »Ich will dir helfen, deshalb bedeute ich dem bestrafenden Modus zu schweigen und dem Selbstschutz-Modus fernzubleiben.«

Wenn alles gut geht, wird die kleine Nora sofort die Unterstützung des Therapeuten bemerken. Bringt er den bestrafenden Modus erfolgreich für den Rest der Therapiesitzung zum Schweigen, kann die kleine Nora ein Gespräch mit dem Therapeuten führen, der sie unterstützt und ihr bei der Lösung ihrer Probleme hilft. Wenn alles läuft wie geplant, wird der Selbstschutz-Modus merken, dass er nicht gebraucht wird.

Beim Blindschach ist klar, dass der Spieler (der Therapeut) manchmal gewinnt, manchmal verliert und es manchmal unentschieden ausgeht. In der Schematherapie darf der Therapeut das Spiel gegen den bestrafenden Modus nicht verlieren, weil dann die Spiele gegen die anderen Modi nicht mehr zu gewinnen sind. Wenn dies passiert, hat die Patientin im Modus des verlassenen Kindes vermehrt Angst und ist traurig, im Modus des wütenden Kindes ist sie voller Wut, und der Selbstschutz-Modus merkt, dass etwas nicht stimmt, und wird stärker. Im Dunkeln Schach zu spielen, ist ein Spiel mit wechselndem Erfolg für den Therapeuten. Er handelt vorsichtig, um den Modi nicht selbst in die Falle zu gehen. Wenn dies passiert, analysiert er mit einem Kollegen die Situation und fährt dann dort fort, wo er aufgehört hat. Überraschenderweise ist es auch oft möglich, mit der Patientin zu erforschen, was schiefgelaufen ist. Beide, der Therapeut und die Patientin können, wenn solche Situationen auftreten, den anderen warnen und diese vielleicht verhindern. Kurz gesagt, die Borderline-Persönlichkeitsstörung ist so kompliziert, dass der Therapeut nicht nur großes Wissen und viele Fähigkeiten, sondern auch Geduld, Flexibilität und eine ausgewogene Sichtweise braucht. Regelmäßige Treffen mit einer hilfreichen Intervisions- oder Supervisionsgruppe sind daher unerlässlich.

10 Abschlussphase der Therapie

10.1 Durchbrechen alter Verhaltensmuster

Selbst wenn die Modi nicht mehr wie vorher aktiv sind, können Reste der Schemata oder Bewältigungsstrategien ein wichtiges Thema der Therapie bleiben. »Selbst wenn die Patientinnen ihre maladaptiven Schemata kennen und ihre kognitive und erlebnisorientierte Arbeit erledigt haben, werden die Schemata zurückkehren, sollte die Patientin ihre Verhaltensmuster nicht ändern.« (Young, Klosko & Weishaar, 2003, S. 146). Das Ziel ist, die Methoden, mit denen die Patientin ihre Schemata bewältigt, zu verändern. Nora zum Beispiel hatte die Neigung, Dinge aufzuschieben, indem sie schwierige Angelegenheiten bagatellisierte und für nicht wichtig erklärte. Bezüglich der Beschreibung der Schemata und der jeweiligen Bewältigungsstrategien verweisen wir auf Anhang I und Anhang J.

Zusammen mit dem Therapeuten erstellt die Patientin eine Liste mit veränderungswürdigen Verhaltensweisen und sortiert sie nach ihrer Bedeutung. Auf dieser Liste sind auch alle wichtigen ausstehenden Entscheidungen enthalten, zum Beispiel Entscheidungen über Ausbildung und Arbeit. Vermeidet sie ein wichtiges Thema, schlägt der Therapeut vor, es auf der Liste hinzuzufügen.

Während dieser Phase gebraucht der Therapeut die empathische Konfrontation, um die Patientin darin zu unterstützen, auch diese letzte Phase der Therapie erfolgreich zu bewältigen. Er ermutigt sie, die Vor- und Nachteile der jüngsten Veränderungen während dieser Phase der Therapie zu beobachten. Dem Einüben von neuen Verhaltensweisen und dem Erledigen von Hausaufgaben kommt in der Abschlussphase mehr Bedeutung zu als vorher (s. Anhang H). Die Zwei-Stühle-Technik und Imaginationsübungen helfen, eine Veränderung von Verhaltensmustern zu stimulieren (s. Kap. 5).

10.2 Beendigung der Therapie

Die Abschlussphase der Therapie beinhaltet für die Patientin häufig eine Art Trauerarbeit, da es notwendig ist, die Tatsache zu akzeptieren, dass ihre Eltern sich nicht ändern werden und sie keine Gelegenheit hat, in ihre Kindheit zurückzukehren, um Versäumtes nachzuholen. Die Patientin versucht meist, eine neue, häufig weniger intensive Beziehung zu ihren Eltern und anderen Familienmitgliedern zu finden.

Die Patientin wird mehr Abstand zu ihrem Therapeuten gewinnen und mehr auf eigenen Füßen stehen. Die Häufigkeit der Therapiesitzungen wird reduziert. Da der Therapeut für lange Zeit der einzige Mensch in ihrem Leben war, dem sie vertrauen konnte, ist dieser Prozess nicht einfach. Die Angst der Patientin, verlassen zu werden, kommt wieder auf und wird zum Gegenstand der Therapie. Der Therapeut hat eine starke Bindung zu der Patientin aufgebaut und der Loslösungsprozess ist auch für ihn nicht einfach. Er gibt ihr den Raum und das Vertrauen, sich alleine durchs Leben zu kämpfen, genauso wie Eltern es tun, wenn ihr Kind erwachsen wird. Die Patientinnen bleiben meist in Kontakt mit dem Therapeuten, vor allem wenn ein besonderes Ereignis in ihrem Leben stattfindet (z. B. Hochzeit, Geburt eines Kindes oder belastende Ereignisse wie der Tod eines Elternteils oder eine Beziehungskrise). Im Allgemeinen antwortet der Therapeut schriftlich. Erlebt die Patientin ernsthafte Schwierigkeiten, wendet sie sich vielleicht wieder an den Therapeuten und bittet um Hilfe. Meistens reichen wenige erneute Therapiesitzungen, in denen die Inhalte der Therapie aufgefrischt werden. Dem Konzept der begrenzten Übernahme einer Elternrolle durch den Therapeuten folgend ist es von großer Bedeutung, dass die Bindung zwischen Therapeut und Patientin bestehen bleibt, auch wenn die Therapie formal beendet wurde.

Laut Young ist die Therapie erst beendet, wenn die Patientin einen guten Partner gefunden hat, der einen gesunden Einfluss auf sie hat (Young, persönlicher Kommentar). In einer Studie beobachteten wir allerdings auch Patientinnen mit einem sehr günstigen Krankheitsverlauf, die (noch) keinen Lebenspartner gefunden hatten.

11 Schlussbemerkung

Bis vor kurzem waren viele Therapeuten davon überzeugt, das einzige erreichbare Ziel bei Patientinnen mit Borderline-Persönlichkeitsstörung sei ein bisschen Stabilität im Leben. Die Therapie, die wir in diesem Buch beschreiben, liefert bessere Resultate als eine bloße Stabilisierung. In vielen Patientinnen scheint eine bedeutsame und tiefgreifende Veränderung stattgefunden zu haben. In der Studie von Giesen-Bloo et al. (2006) erfüllten nach Abschluss der Schematherapie 52 % der Patientinnen nicht mehr die Kriterien einer BPD und insgesamt 70 % waren in klinisch bedeutsamem Ausmaß gebessert. Diese Menschen haben zufriedenstellende Beziehungen zu anderen, sind in der Lage, einer regelmäßigen Arbeit nachzugehen, oder haben sinngebende Aktivitäten gefunden, mit denen sie ihre Zeit verbringen. Unklar bleibt, welche Faktoren vorhersagen, ob eine Patientin von der Schematherapie profitiert. Patientinnen unter Medikation erholten sich langsamer und unvollständiger.

Viele Therapeuten sind der Auffassung, dass Menschen, die an BPD erkrankt waren, eine gewisse Empfindlichkeit in Situationen behalten, die traumatischen Erlebnissen aus ihrer Kindheit ähnlich sind (z. B. der Verlust des Partners). Eine kürzlich veröffentlichte Studie mithilfe bildgebender Verfahren zeigte, dass Patientinnen, die die BPD-Kriterien nicht mehr erfüllten, normalisierte emotionale Reaktionen des Gehirns zeigten. Nichtsdestotrotz können latente Empfindlichkeiten bei der Patientin bestehen bleiben. Der klinische Eindruck ist, dass meistens einige wenige Therapiesitzungen genügen, um die Inhalte der Therapie wieder aufzufrischen. Es ist von großer Bedeutung, dass die Patientin erneut Hilfe von ihrem früheren Therapeuten während einer Krise bekommt. Er kennt sie gut, es fällt ihm leichter zu identifizieren, welche Schemata aktiviert sind und er kann sie leichter trösten. Er weiß, wie sie ihre Probleme in der Vergangenheit bewältigt hat und welche gesunden Bewältigungsstrategien am besten funktioniert haben, und hilft ihr, sich an diese zu erinnern. Zukünftige Studien müssen untersuchen, welche Faktoren bei einem möglichen Rückfall eine Rolle spielen.

Die Erfahrung zeigt, dass Therapeuten, die Schematherapie anwenden, die Arbeit mit ihren BPD-Patientinnen als angenehm empfinden. Sie entwickeln ein besseres Verständnis für ihre Patientinnen und haben mehr Möglichkeiten, ihnen zu helfen. Das soll nicht heißen, dass die Arbeit leichter ist und ein Therapeut sofort anfangen kann, zehn Patientinnen gleichzeitig mit dieser Methode zu behandeln. Die maximale Zahl sollte zwischen vier oder fünf Patientinnen liegen, die bereits so große Fortschritte gemacht haben, dass die am stärksten problematischen Aspekte schon bewältigt sind. Die Anwendung von Schematherapie in einer Gruppe ist noch in Entwicklung, könnte aber die Möglichkeiten der Behandlung der Borderline-Persönlichkeitsstörung noch erheblich erweitern.

Anhang

1 Schematherapie für Menschen mit Borderline-Persönlichkeitsstörung

Was ist eine Borderline-Persönlichkeitsstörung?

Menschen mit Borderline-Persönlichkeitsstörung (Abkürzung BPD) haben in fast allen Bereichen ihres Lebens Probleme. Besonders in Beziehungen zu anderen Menschen kämpfen sie mit rasch wechselnden Stimmungen. Sie wissen häufig nicht, wer sie sind und was sie wollen. Sie neigen zu impulsiven Handlungen. Sie erleben Wutausbrüche und Krisen und wissen nicht, aus welchem Grund sie ihr Befinden nicht unter Kontrolle haben. Alltagsprobleme erscheinen unüberwindlich und die Folgen machen sie ängstlich und wütend. Viele Menschen mit BPD sind intelligent und kreativ, schaffen es aber, solange sie krank sind nicht, ihre Talente erfolgreich zu nutzen. Sie können ihre Ausbildung nicht beenden und arbeiten auf einem Niveau unterhalb ihrer Fähigkeiten. Selbstverletzungen sind ein häufiges Problem. Studien haben gezeigt, dass das Suizidrisiko bei BPD besonders hoch ist. Oft versuchen Menschen mit BPD, überwältigende Emotionen durch Substanzmissbrauch zu dämpfen (z. B. Drogen und/oder Alkohol).

Was ist Schematherapie?

Schematherapie vereint Elemente der kognitiven Verhaltenstherapie und anderer Therapieformen. Sie bezieht sich nicht nur auf aktuelle Probleme, sondern auch auf deren Entstehungsgeschichte, die überwiegend in Kindheit und Jugend zu finden ist.

Das Verständnis der Borderline-Persönlichkeitsstörung aus der Perspektive der Schematherapie

Die Schematherapie geht davon aus, dass jeder Mensch während seiner Kindheit ein Konzept von sich selbst, von anderen und von der Welt entwickelt. Diese sogenannten Schemata sind die Grundlage dafür, wie er später mit den verschiedenen Situationen im Erwachsenenleben umgeht. Manche Menschen erfahren während ihrer Kindheit keine Unterstützung und Sicherheit, sondern werden emotional vernachlässigt. Dadurch ist es ihnen nicht möglich, wichtige Dinge über sich selbst und ihre Umwelt zu lernen. Wenn emotionaler, körperlicher oder sexueller Missbrauch hinzukommt, ist die Wahrscheinlichkeit noch größer, dass die normale Entwicklung gestört ist. Dementsprechend nehmen sich Menschen mit BPD als zerrissen wahr, als Person mit vielen unterschiedlichen Seiten, die zu verschiedensten Zeitpunkten zum Ausdruck kommen. Diese verschiedenen Seiten nennen wir Modi. Die meisten Menschen mit BPD haben fünf Modi: der Modus des verlassenen oder missbrauchten Kindes, der Modus des wütenden oder impulsiven Kindes, der bestrafende oder überkritische Modus, der Selbstschutz-Modus und der gesunde Erwachsenen-Modus. Die zwei zuerst erwähnten Modi sind typisch für Menschen, die in ihrer Kindheit Missbrauch oder Ablehnung erfahren haben. Diese Modi bringen ein kindliches Verhalten zum Ausdruck mit sehr starken, oft unkontrollierbaren Emotionen und absoluten Ideen. Die anderen Modi betreffen eher erwachsene Charakteristika. Der bestrafende, überkritische Modus und der Selbstschutz-Modus scheinen zunächst hilfreich, aber ihre Gegenwart behindert die Entwicklung eines gesunden Erwachsenen-Modus.

Der Modus des verlassenen oder missbrauchten Kindes
In diesem Modus fühlen sich die Menschen mit BPD verlassen, hilflos, ängstlich und bedroht. Sie denken, dass jeden Moment etwas Schreckliches passieren könnte. Es gibt niemanden, dem sie vertrauen oder den sie um Hilfe bitten könnten.

Der Modus des wütenden oder impulsiven Kindes
Menschen, die in diesem Modus aktiv sind, werden so wütend, dass sie die Kontrolle über sich selbst verlieren. Wenn sie sich unfair behandelt fühlen, denken sie, eine direkte frontale Attacke sei die beste Verteidigung. Menschen in diesem Modus handeln sehr impulsiv, wenn sie ihre Bedürfnisse erfüllen wollen, und sehen dies als Rebellion gegen eine ungerechte Welt.

Der bestrafende oder überkritische Modus
Diese Seite vertritt die Meinung von Eltern, wichtigen Bezugspersonen oder Autoritätspersonen, die die Menschen mit BPD in deren Kindheit schlecht behandelt haben. Menschen im bestrafenden oder überkritischen Modus verbergen ihre Emotionen und glauben, für alle Fehler, sogar für Unfälle, bestraft werden zu müssen. Dieser Modus gibt den Menschen das Gefühl, sie seien schlecht, dumm, faul und hässlich. Diese Emotionen können so stark sein, dass Menschen in diesem Modus glauben, ihr Leben sei nichts wert. Der bestrafende Modus richtet sich gegen alle Kindheitsmodi.

Der Selbstschutz-Modus

Sowohl die kindlichen Modi als auch der bestrafende Modus bringen sehr starke Emotionen mit sich, die unerträglich sein können. Der Selbstschutz-Modus hilft, diese Emotionen zu vermeiden. Menschen in diesem Modus fühlen »nichts« oder fühlen sich leer. Manchmal betreiben sie auch Substanzmissbrauch (Drogen, Alkohol), um ihre Emotionen zu dämpfen. Der Selbstschutz-Modus kapselt die betroffene Person ein, sodass keiner an sie herankommt und sie verletzen kann.

Der gesunde Erwachsene

Diese Seite kann mit Emotionen umgehen und Probleme lösen. Da in der Kindheit der Menschen mit BPD vieles schief gelaufen ist, konnte sich diese Seite nicht stark genug entwickeln. Sie ist dann nicht aktiv, wenn sie gebraucht wird.

Ziel der Schematherapie

Das Ziel der Schematherapie ist es, den gesunden Erwachsenen-Modus zu stärken und den Betroffenen in den Kindheitsmodi beim Umgang mit Emotionen so zu helfen, dass sie keine Angst mehr vor einem Kontrollverlust haben. Der bestrafende Modus wird nicht mehr gebraucht und wird von differenzierten Werten und Normen ersetzt. Auch der Selbstschutz-Modus wird weniger wichtig, sobald der bestrafende Modus seltener auftritt.

Woraus besteht die Therapie?

Die Therapie nutzt verschiedene Methoden und Übungen, um diese Ziele zu erreichen.

Beziehung zu dem Therapeuten

Der Therapeut hilft Menschen mit BPD, die Dinge zu erlernen, die sie in ihrer Kindheit nicht gelernt haben. Er unterstützt sie, anstatt zu kritisieren oder zu bestrafen. Auf diese Weise können sie lernen, einem Menschen zu vertrauen. Da ihr Vertrauen während ihrer Kindheit zerstört oder missbraucht wurde, ist dies eine wichtige Erfahrung.

Erlebnisorientierte Techniken

Bei Menschen mit BPD wurden in der Kindheit Emotionen und ihr Ausdruck häufig unterdrückt oder bestraft. Ein wichtiges Thema der Therapie ist deshalb die Entwicklung eines neuen Umgangs mit Emotionen im Zusammenhang mit problematischen Kindheitserlebnissen. Der Therapeut bittet Sie beispielsweise, Ihre Augen zu schließen und zu einer Situation in der Vergangenheit zurückzukehren. Sie können dann mithilfe des Therapeuten die Situation in einer Vorstellungsübung verändern. Der Therapeut hilft Ihnen, in einer überarbeiteten Version der Kindheitserinnerung, Ihre Bedürfnisse zum Ausdruck zu bringen und problematisches Verhalten anderer zu stoppen. Auf diese Weise machen Sie die Erfahrung, dass Ihre Emotionen und Bedürfnisse normal waren, nicht aber das Verhalten Ihres Umfeldes.

Kognitive Techniken

Kognitive Techniken beschäftigen sich mit Ihren Gedanken und Vorstellungen über Ihre Person, andere Menschen und die Welt. Da Menschen mit BPD in ihrer Kindheit und ihrem späteren Leben viele negative Erfahrungen gemacht haben, hat sich ihre Art zu denken ungünstig entwickelt. In der Behandlung werden das Pro und das Kontra zu bestimmten wichtigen Gedankengängen untersucht. Gibt es gegensätzliche Argumente, schlägt der Therapeut eine Diskussion zwischen zwei Meinungen vor. Dabei vertreten Sie eine und der Therapeut die andere Auffassung. Dann werden die Rollen getauscht und Sie verteidigen die entgegengesetzte Position. Dies hilft Ihnen, Dinge im richtigen Verhältnis zu sehen. Ihre Sichtweise ändert sich: Sie unterteilen die Welt nicht mehr in »Schwarz und Weiß«, sondern sehen viele Dinge differenzierter und nuancierter.

Verhaltensbezogene Techniken

Nicht nur Emotionen und Gedanken sind Gegenstand der Therapie, sondern auch das Verhalten. Verhaltensbezogene Techniken sind Übungen, mit denen neues Verhalten erprobt wird. Falls Sie z. B. niemals gelernt haben, Ihre Meinung zu äußern, üben Sie diese Fertigkeit zunächst mit dem Therapeuten und später in Situationen außerhalb der Therapiesitzungen.

Was Sie erwarten können

Eine Kombination der beschriebenen Techniken führt zu einem positiveren Selbstbild und zeigt Ihnen, wem Sie vertrauen können und wem nicht und wie Sie Probleme am besten angehen. Die verschiedenen Seiten Ihrer Persönlichkeit (Modi) werden besser zusammenarbeiten und Sie werden zu einem gesunden Erwachsenen. Da Ihre Probleme seit langer Zeit bestehen und in Ihrer Entwicklung als Kind wurzeln, verlangt diese Therapieform Ihnen viel ab und dauert bis zu drei Jahre. Sprechen Sie mit dem Therapeuten, wenn sich innerhalb der Therapie Probleme ergeben.

▶ **Situation** (Was hat mein Verhalten ausgelöst?)

▶ **Emotionen** (Wie habe ich mich gefühlt?)

▶ **Gedanken** (Was habe ich gedacht?)

▶ **Verhalten** (Was habe ich getan?)

▶ **Meine Modi**

Welche Modi haben in dieser Situation eine Rolle gespielt? Unterstreichen Sie die Modi, die Sie bei sich entdecken, und beschreiben Sie, was dazugehört.

1. Selbstschutz-Modus:

2. Modus des verlassenen oder missbrauchten Kindes:

3. Modus des wütenden oder impulsiven Kindes:

4. Bestrafender oder überkritischer Modus:

5. Gesunder Erwachsenen-Modus:

▶ **Gerechtfertigtes Verhalten** (Welcher Teil meines Verhaltens war gerechtfertigt?)

....

....

....

▶ **Überreaktion** (Welche Verhaltensweisen waren übertrieben?)
Inwiefern habe ich überreagiert oder die Situation falsch interpretiert? ....

....

....

Haben meine Handlungen die Situation verschlimmert? ....

....

▶ **Erwünschtes Verhalten**
Wie wäre ich besser mit der Situation umgegangen? ....

....

....

Wie könnte ich zur Lösung des Problems beitragen? ....

....

▶ **Welche Emotion würde sich aus der neuen Lösung ergeben?** ....

....

....

....

....

....

....

Schreiben Sie eine oder mehrere Aktivitäten oder Erfahrungen auf, die zu einem positiven Selbstbild oder zu einem positiven Bild von anderen Menschen beigetragen haben. Diese Informationen werden gebraucht, um den bestrafenden Modus zu schwächen und den gesunden Erwachsenen-Modus zu stärken.

Datum: ....

Aktivität oder Erfahrung: ....

....

Datum: ....

Aktivität oder Erfahrung: ....

....

Datum: ....

Aktivität oder Erfahrung: ....

....

Datum: ....

Aktivität oder Erfahrung: ....

....

Datum: ....

Aktivität oder Erfahrung: ....

....

Datum: ....

Aktivität oder Erfahrung: ....

....

Datum: ....

Aktivität oder Erfahrung: ....

....

Nennen Sie wichtige Erfahrungen, die Sie während verschiedener Phasen Ihres Lebens gemacht haben. Diese sollen zeigen, dass der bestrafende Modus Unrecht hat und der Modus des verlassenen Kindes Unterstützung braucht.

0 – 2 Jahre

3 – 5 Jahre

6 – 12 Jahre

13 – 18 Jahre

19 – 25 Jahre

26 – 35 Jahre

36 – 50 Jahre und älter

Zusammenfassung

Anleitung für den Therapeuten

Planung eines Experiments

(1) Entscheiden Sie mit der Patientin, ob es nützlich ist, einen Gedankengang auf seine Glaubwürdigkeit zu prüfen.

(2) Eine Theorie kann nur überprüft werden, wenn sie falsifizierbar ist.

(3) Formulieren Sie, wenn erforderlich, alternative Theorien.

(4) Suchen Sie mit der Patientin eine konkrete Situation in der nahen Zukunft, in der dieser Gedankengang wahrscheinlich eine Rolle spielen wird.

(5) Benennen Sie zusammen mit der Patientin konkrete Verhaltensweisen, welche diesen Gedankengang überprüfen (z. B. Verhaltensweisen, die den Gedankengang falsifizieren).

(6) Erlauben Sie der Patientin, basierend auf dem zu überprüfenden Gedankengang, eine Vorhersage zu treffen, wozu das Verhalten von Nr. 5 führen wird.

(7) Vereinbaren Sie vorher, welche konkreten Resultate des unter Nr. 5 beschriebenen Verhaltens als Beweis für oder gegen die Richtigkeit des Gedankenganges sprechen.

(8) Vereinbaren Sie vorher, wo und wann die Patientin ihre neuen Verhaltensweisen ausprobieren wird und worauf sie achten muss. Sie sollten damit rechnen, dass die Patientin in Erwartung dieser Übung ängstlich reagiert.

(9) Denken Sie daran: Dies ist ein Experiment und kann nicht fehlschlagen!

Evaluation des Experiments

(1) Vergessen Sie nicht: Ein Experiment kann nicht fehlschlagen. Es ist jedoch möglich, dass es nicht ausgeführt wurde, falsch ausgeführt wurde oder falsch entworfen wurde.

(2) Geben Sie der Patientin die Möglichkeit, nach dem Experiment Dampf abzulassen und erkennen Sie an, wie viel Mut sie bewiesen hat.

(3) Bitten Sie die Patientin, die Situation, ihre Verhaltensweisen und die konkreten Konsequenzen dieses Experiments genau zu beschreiben.

(4) Besprechen Sie auf der Grundlage der konkreten Resultate dieses Experiments, ob die Vorhersagen der Patientin zutreffend waren. Vermeiden Sie Fehlinterpretationen.

(5) Fassen Sie die Ergebnisse zusammen und werten Sie den ursprünglichen Gedankengang mit der Patientin erneut aus.

Fallstricke

(1) Essentielle Komponenten der neuen Verhaltensweisen wurden nicht ausgeführt.

(2) Das Experiment gibt keine schlüssige Antwort auf die Frage, ob die Gedankengänge in die falsche Richtung gingen.

(3) Der Gedankengang wurde nicht korrekt formuliert und gibt die Theorien der Patientin nicht genau wieder.

(4) Die Patientin ist mit den Ergebnissen des Experiments nicht einverstanden. Suchen Sie nach Gründen und hüten Sie sich vor Fehlinterpretationen. Schlagen Sie der Patientin vor, ein weiteres Experiment durchzuführen, das dann entscheiden soll.

(5) Der Therapeut ist zu sehr an einem bestimmten Ergebnis des Experiments interessiert.

Protokoll

Datum: ....

Ursprünglicher Gedanke, der auf seine Glaubwürdigkeit überprüft wird:

....

....

....

Alternativer Gedanke, der auf seine Glaubwürdigkeit überprüft wird:

....

....

....

Verhaltensbezogenes Experiment: Was werde ich tun und wie werde ich es tun?

....

....

....

Welche Ergebnisse unterstützen den ursprünglichen Gedanken?

....

....

....

Welche Ergebnisse unterstützen den alternativen Gedanken?

....

....

....

Ergebnis: Wie ist das verhaltensbezogene Experiment verlaufen?
Welche Ergebnisse unterstützen den ursprünglichen Gedanken und welche den alternativen Gedanken?

....

....

....

....

....

Glaubwürdigkeit des ursprünglichen Gedankens:

....

....

....

Glaubwürdigkeit des alternativen Gedankens:

....

....

....

Was habe ich aus diesem Experiment gelernt?

....

....

....

Welcher Modus hat sich jetzt geändert und inwiefern hat er sich geändert?

....

....

....

Beschreibung meiner Hausaufgabe: ....

....

....

Wann werde ich die Hausaufgabe erledigen? ....

....

Welche Probleme können bei der Hausaufgabe möglicherweise auftreten?

(1) ....

(2) ....

(3) ....

Mögliche Lösungen für diese Probleme:

(1) ....

(2) ....

(3) ....

Ergebnisse: ....

....

Auswirkungen auf die Modi: ....

....

....

Welche unerwarteten Probleme sind aufgetreten und wie bin ich mit ihnen umgegangen? ....

....

....

Problem: ....

....

....

Was will ich erreichen? ....

....

....

Welche Modi behindern mich bei der Lösung dieses Problems?

(1) ....

(2) ....

Welche Gedankengänge behindern mich bei der Lösung dieses Problems?

(1) ....

(2) ....

Welche alternativen Gedankengänge helfen mir bei der Lösung dieses Problems?

(1) ....

(2) ....

Welche Lösungen fallen mir für dieses Problem ein?
Schreiben Sie die Vor- und Nachteile der jeweiligen Lösungsansätze auf.

(1) ....

(2) ....

(3) ....

(4) ....

(5) ....

(6) ....

Welche Lösungsmöglichkeit habe ich gewählt und warum? ....

....

....

Wie bin ich mit der Lösungsmöglichkeit umgegangen? ....

....

....

Was war das Ergebnis? Habe ich mein Ziel erreicht? ....

....

....

Welchen Einfluss hatten die Ergebnisse auf meine Modi? ....

....

....

Welche anderen Lösungsmöglichkeiten werde ich ausprobieren? ....

....

....

Ergebnis: ....

....

....

....

....

Beschreibung des Verhaltensmusters, das ich verändern will: ....

....

....

In welchen Situationen tritt dieses Verhalten auf? ....

....

....

Welches Verhalten ist der Grund dafür, dass die Ergebnisse der Situation nicht meinen Wünschen entsprechen? ....

....

....

Welcher Modus, welche Regel oder welcher Gedankengang spielt hierbei eine wichtige Rolle? ....

....

....

Welche Argumente sprechen gegen diesen Modus, diese Regel, diesen Gedankengang?

....

....

Welches neue Verhalten würde in dieser Situation zu einem erwünschten Ergebnis führen? ....

....

....

Hat das neue Verhalten funktioniert? ....

....

....

Formulieren Sie eine neue und gesündere Lebensregel: ....

....

....

In diesem Anhang werden die 18 Schemata, wie sie von Young, Klosko und Weishaar (2003) beschrieben und zusammengefasst wurden, kurz dargestellt. Für detaillierte Informationen über die Bedeutung der Schemata und die Schematherapie verweisen wir auf dieses Buch. Die 18 Schemata werden in fünf Gruppen unterteilt, die jeweils kurz vorgestellt werden, bevor die Schemata beschrieben werden.

Fehlende Sicherheit und Zurückweisung

Die Patientin denkt, sie könne sich nicht auf die Sicherheit und Versprechungen ihres Umfelds verlassen. Sie erwartet mangelnde Verlässlichkeit, Unterstützung, Mitgefühl und Respekt von anderen. Sie wurde von ihrer Familie oder anderen wichtigen Personen kalt behandelt oder zurückgewiesen. Die Patientin war einsam, sie vermisste emotionale Unterstützung. Manchmal mangelte es sogar an der elementaren Versorgung. Ihre Eltern oder wichtige Personen verhielten sich unvorhersehbar, waren nicht interessiert oder misshandelten die Patientin.

1. Verlassenwerden/Instabilität
Die Patientin erwartet, in nächster Zeit jeden Menschen zu verlieren, zu dem sie eine emotionale Verbindung aufgebaut hat. Sie glaubt, alle ihre engen Beziehungen werden in Bälde enden. Wichtige Menschen in ihrem Leben werden als unzuverlässig eingestuft: Keiner wolle sie unterstützen und niemand fühle sich ihr verpflichtet. Entweder werden sie irgendwann sterben oder sie verlassen. In beiden Fällen wäre sie am Ende allein.

2. Misstrauen/Missbrauch
Die Patientin ist überzeugt, dass andere Menschen sie alle irgendwann ausnutzen werden. Sie erwartet von anderen absichtlich verletzt, betrogen, manipuliert oder gedemütigt zu werden. Sie glaubt, immer auf der Schattenseite des Lebens zu stehen.

3. Emotionale Deprivation
Die Patientin erwartet, dass ihre primären emotionalen Bedürfnisse von anderen Menschen gar nicht oder unzureichend erfüllt werden. Diese Bedürfnisse sind Gesundheit (z. B. körperliches Wohlbefinden, ausreichende Ernährung), Mitgefühl, Zuneigung, Schutz, Partnerschaft, Freundschaft und Fürsorge. Die häufigsten Formen emotionaler Deprivation sind folgende:

▶ Deprivation von Zuwendung: keine Aufmerksamkeit, Wärme oder Freundschaft.

▶ Deprivation von Mitgefühl: Keiner hört der Patientin zu, keiner versteht sie und keiner teilt ihre Gefühle.

▶ Deprivation von Schutz: Niemand leitet sie an oder berät sie.

4. Unzulänglichkeit/Scham

Die Patientin fühlt sich in ihrem Inneren leer und schlecht. Sobald andere Menschen sie näher kennen lernen, werden sie dies erkennen und die Patientin in Zukunft meiden. Sie glaubt, nicht liebenswert zu sein. Sie beschäftigt sich übermäßig mit der Meinung anderer und mit eigenen Fehlern. Dieses Gefühl, unvollständig und fehlerhaft zu sein, führt zu starken Emotionen von Scham. Das Schema Unzulänglichkeit oder Scham kann sich auf innere Zustände (z. B. Scham wegen »negativer« Wünsche und Bedürfnisse) und äußere Aspekte der Person (z. B. Scham über körperliches Aussehen oder über Zurückweisungserlebnisse) beziehen.

5. Soziale Isolation/Entfremdung

Die Patientin glaubt, vom Rest der Welt isoliert zu werden, anders zu sein und nirgendwo hinzupassen.

Beschränkte Autonomie und Leistungsfähigkeit

Die Patientin hält sich für unfähig, selbstständig und unabhängig Leistungen zu erbringen. Sie kommt aus einer (klammernden) Familie, aus deren Umarmung sie sich nicht befreien kann und von der sie übermäßig behütet wird.

6. Abhängigkeit/Inkompetenz

Die Patientin ist nicht in der Lage, Verantwortung im Alltag unabhängig zu übernehmen. Sie fühlt sich in Entscheidungssituationen von anderen Menschen stark abhängig, sowohl im Bezug auf Alltagsprobleme wie beim Erproben von neuen Verhaltensweisen. Sie erlebt sich als völlig hilflos.

7. Verletzbarkeit durch schädigende Einflüsse

Die Patientin ist überzeugt, dass jeden Moment etwas Schreckliches über sie hereinbrechen könnte und sie sich auf keine Weise vor der kommenden Katastrophe schützen kann. Sie fürchtet medizinische und psychologische Katastrophen sowie alle anderen Formen von Not und Unglück. Sie trifft übertriebene Vorsichtsmaßnahmen, um Missgeschicken vorzubeugen.

8. Verstrickung/unterentwickeltes Selbst

Die Patientin ist extrem stark in die Beziehung zu ihren Eltern oder wichtigen Bezugspersonen eingebunden. Aus diesem Grund fällt es ihr schwer, eine eigene Identität zu entwickeln. Manchmal hat die Patientin den Eindruck, ohne die anderen Menschen nicht existieren zu können, und fühlt sich leer, ohne eigene Ziele.

9. Versagen

Die Patientin glaubt, in den Bereichen Karriere, Ausbildung und Sport nicht auf dem gleichen Niveau wie ihre Freunde Leistung erbringen zu können. Sie glaubt, tollpatschig, unbegabt oder unwissend zu sein. Sie versucht nicht einmal, Erfolg zu haben, weil sie von vornherein überzeugt ist, nichts zu können.

Beeinträchtigung im Umgang mit Grenzen

Die Patientin kennt keine angemessenen Grenzen oder Verantwortungsgefühle und besitzt keine Frustrationstoleranz. Sie kann sich keine realistischen, längerfristigen Ziele setzen und hat Probleme, mit anderen Menschen zusammenzuarbeiten. Die Eltern der Patientin haben ihr zu wenig Grenzen gesetzt und sie nicht ermutigt, während schwieriger Zeiten durchzuhalten oder bei ihrem Verhalten die Auswirkungen auf andere Menschen zu bedenken.

10. Anspruchshaltung/Großartigkeit

Die Patientin glaubt, über anderen Menschen zu stehen und Sonderrechte zu haben. Sie braucht sich nicht an »normale« Regeln zu halten und denkt, alles tun und lassen zu können, ohne die Bedürfnisse anderer Menschen in Betracht zu ziehen. Das Hauptthema hierbei ist die Macht und Kontrolle über Situationen und Menschen. Sie kennt kein Mitgefühl für andere.

11. Ungenügende Selbstkontrolle/fehlende Disziplin

Die Patientin erträgt keine Frustration, wenn es um das Erreichen ihrer Ziele geht. Sie ist nicht in der Lage, ihre Emotionen und Impulse zu kontrollieren. Wenn möglich versucht sie, alles Unangenehme zu vermeiden (Schmerz, Streit und Mühe).

Ausrichtung auf andere

Die Patientin bedenkt immer die Bedürfnisse der anderen und unterdrückt ihre eigenen. Sie tut dies, um Liebe und Zustimmung von anderen zu erhalten. Sie kommt aus einer Familie, die sie nur unter bestimmten Bedingungen akzeptiert hat. Die Bedürfnisse und der Status der Eltern genossen Priorität vor dem individuellen Charakter des Kindes.

12. Unterwerfung

Die Patientin richtet sich nach dem Willen anderer Menschen aus, um negative Konsequenzen zu vermeiden. Die Patientin glaubt, dass ihre Wünsche, Meinungen und Emotionen von anderen nicht gewürdigt werden. Dies führt zu aufgestauter Wut, die oft auf unangebrachte Weise zum Ausdruck gebracht wird (z. B. durch passiv-aggressives Verhalten oder durch psychosomatische Symptome). Man kann zwischen Unterwerfung im Bereich der Bedürfnisse und Unterwerfung im Bereich der Emotionen unterscheiden, aber meistens geht beides Hand in Hand.

13. Selbstaufopferung

Die Patientin opfert freiwillig und regelmäßig die Befriedigung ihrer eigenen Bedürfnisse zugunsten anderer Menschen, die sie als schwächer als sich selbst einschätzt. Wenn sie ihren eigenen Bedürfnissen Beachtung schenkt, fühlt sich schuldig. Sie ist ausgeprägt empfindlich für den Schmerz anderer Menschen. Da ihre eigenen Bedürfnisse vernachlässigt werden, ärgert sie sich schließlich über die Menschen, für die sie sorgt.

14. Suche nach Anerkennung

Die Patientin sucht in übertriebener Weise Anerkennung, Wertschätzung und Zustimmung. Sie tut dies auf Kosten ihrer eigenen Entwicklung und Bedürfnisse. Dies führt manchmal zu einem exzessiven Wunsch nach Status, Schönheit oder zwischenmenschlicher Anerkennung, um Zustimmung und Bewunderung zu erreichen.

Übertriebene Wachsamkeit und Hemmung

Auf Kosten von Entspannung und Selbstverwirklichung unterdrückt die Patientin ihre spontanen Emotionen und folgt einem eigenen strengen Regel- und Wertesystem. Die Familie der Patientin belohnte Leistung, Perfektionismus und emotionale Beherrschung. Ihre Eltern oder wichtige Bezugspersonen waren überkritisch, pessimistisch und moralisierend. Von der Patientin erwarteten sie ein kaum zu erbringendes Leistungsniveau.

15. Negativismus/Pessimismus

Die Patientin sieht nur die negative Seite des Lebens und ignoriert oder minimiert die positive Seite. Sie glaubt, dass sowieso immer alles schiefgeht, selbst wenn ihr Leben im Moment gut verläuft. Aus diesem Grund ist sie ständig besorgt und immer in Alarmbereitschaft. Sie klagt häufig und traut sich nicht, Entscheidungen zu treffen.

16. Emotionale Hemmung

Die Patientin zeigt keine Emotionen oder Impulse, da sie glaubt, dass dies für andere schädlich ist, oder zu Schamgefühlen, Verlassenwerden und dem Verlust des Selbstwertgefühls führen wird. Sie unterdrückt alle spontanen Emotionen, wie Wut oder Freude, und vermeidet Gespräche über Probleme. Sie gibt sich betont vernünftig.

17. Unerbittliche Ansprüche/überkritische Haltung

Die Patientin glaubt, niemals gut genug zu sein und sich immer noch mehr Mühe geben zu müssen. Sie versucht unüblich hohen persönlichen Standards gerecht zu werden, um Kritik zu vermeiden. Sie steht sich selbst und anderen kritisch gegenüber. Dies führt zu Perfektionismus, rigiden Regeln und ständigen Sorgen um Zeit und Effizienz. Sie tut dies auf Kosten von interpersonellen Kontakten, Spaß, Freizeit und Entspannung.

18. Streben nach Rache und Vergeltung

Die Patientin ist der Meinung, dass Menschen für ihre Fehler schwer bestraft werden sollten. Sie ist aggressiv, intolerant und ungeduldig. Sie vergibt keine Fehler. Sie zieht die Umstände der Situation oder die Emotionen anderer nicht in Betracht.

Bewältigungsstrategien sind Mechanismen für den Umgang mit Schemata. Alle Organismen haben drei Methoden, Bedrohungen zu meistern: erstarren, fliehen oder kämpfen. Werden bei Menschen Schemata aktiviert, reagieren sie in einer der drei folgenden Weisen. (Wir verweisen auf Young, Klosko und Weishaar (2003) für weitere Informationen.)

Kapitulation (Schema-bestätigendes Verhalten: Erstarren)

Die Patientin verhält sich in Übereinstimmung mit ihren Schemata und passt ihre Emotionen und Gedanken dementsprechend an. Dieses Verhalten bestätigt das Schema.

▶ *Verhalten*: zustimmend und abhängig
▶ *Gedanken*: Selektive Informationsverarbeitung, mit anderen Worten nur Informationen, die ein Schema bestätigen, werden verarbeitet
▶ *Emotionen*: Die aversiven mit dem Schema assoziierten Emotionen werden unmittelbar wahrgenommen.

Vermeidung (Schema-vermeidendes Verhalten: Flucht)

Die Patientin vermeidet Handlungen, die ein Schema und die zugehörigen Emotionen auslösen können. Folglich werden die Schemata nicht infrage gestellt. Korrigierende Erfahrungen können nicht stattfinden.

▶ *Verhalten*: aktive und passive Vermeidung aller Situationen, die potentiell ein Schema aktivieren können
▶ *Gedanken*: Verleugnung von Situationen und Erinnerungen; Depersonalisierung
▶ *Emotionen*: Verleugnung oder Herunterspielen von Emotionen (einschließlich Selbstverletzungen und Substanzmissbrauch)

Überkompensation (Entgegengesetztes Verhalten, um das Schema zu bekämpfen: Kampf)

Die Patientin verhält sich entgegen ihrer Schemata, um Probleme mit ihnen zu vermeiden. Aus diesem Grund unterschätzt die Patientin den Einfluss ihrer Schemata und verhält sich betont selbstbewusst und unabhängig.

▶ *Verhalten*: übertriebenes entgegengesetztes Verhalten
▶ *Gedanken*: Verleugnung des Schemas
▶ *Emotionen*: Die Patientin verbirgt unangenehme Schema-bezogene Emotionen, indem sie gegenteilige Emotionen zeigt (z. B. Stärke in kraftlosen Momenten oder Stolz, um ein Gefühl der Unterlegenheit zu verbergen). Dennoch kommen unangenehme Emotionen zurück, wenn die Überkompensation bei Rückschlägen oder Krankheit ausfällt.

Literatur

Adams, H. E., Bernat, J. A. & Luscher, K. A. (2001). Borderline personality disorder: an overview. In P. B. Sutker & H. E. Adams (Eds.), Comprehensive Handbook of Psychopathology, 3rd edn. New York: Kluwer Academic/Plenum Publishers.

American Psychiatric Association (APA). (2000). Diagnostic and Statistical Manual of Mental Disorders Text Revision (DSM-IV-TR), 4th edn. Washington, DC: American Psychiatric Association.

Arntz, A. (1999). Do personality disorders exist? On the validity of the concept and its cognitive-behavioural formulation and treatment. Behaviour Research and Therapy, 37, 97–134.

Arntz, A. (2004). Borderline personality disorder. In A. T. Beck, A. Freeman, D. D. Davis & Associates (Eds.), Cognitive Therapy of Personality Disorders, 2nd edn, pp. 187–215. New York: Guilford.

Arntz, A. & Bögels, B. (2000). Schemagerichte Cognitieve Therapie voor Persoonlijkheidsstoornissen, Praktijkreeks Gedragstherapie. Houten: Bohn Stafleu Van Loghum.

Arntz, A. & Dreessen, L. (1995). BPD checklist. Maastricht University, internes Dokument.

Arntz, A., Dreessen, L., Schouten, E. & Weertman, A. (2004). Beliefs in personality disorders: a test with the personality disorder belief questionnaire. Behaviour Research and Therapy, 42, 1215–25.

Arntz, A. & Kuipers, H. (1998). Cognitieve gedragstherapie bij de borderline persoonlijkheidsstoornis. In W. van Tilburg, W. van den Brink & A. Arntz (Eds.), Behandelingsstrategieën bij de borderline persoonlijkheidsstoornis, pp. 42–64. Houten: Bohn Stafleu Van Loghum.

Arntz, A. & Weertman, A. (1999). Treatment of childhood memories: theory and practice. Behaviour Research and Therapy, 37, 715–40.

Arntz, A., van den Hoorn, M., Cornelis, J. et al. (2003). Reliability and validity of the borderline personality disorder severity index. Journal of Personality Disorders, 17, 45–59.

Asselt, A. D. van, Dirksen, C. D., Arntz, A., Giesen-Bloo, J. H., Dyck, R. van, Spinhoven, P., Tilburg, W. van, Kremers, I. P., Nadort, M. & Severens, J. L. (2008). Outpatient psychotherapy for borderline personality disorder: lost-effectiveness of schema-focused therapy vs. transference-focused psychotherapy. British Journal of Psychiatry, 92, 450–7.

Ball, S. A. & Cecero, J. J. (2001). Addicted patients with personality disorders: traits, schemas, and presenting problems. Journal of Personality Disorders, 15, 72–83.

Beck, A. T., Freeman, A., Davis, D. D. et al. (2004). Cognitive Therapy of Personality Disorders. New York: Guilford.

Beck, A. T. (2002). Cognitive Therapy of Borderline Personality Disorder and Attempted Suicide. Paper presented at the 1st annual conference of the Treatment and Research Advancements Association for Personality Disorders, December 2002, Bethesda, MD.

Beck, J. S. (1995). Cognitive Therapy: Basics and Beyond. New York: Guilford.

Brown, G. K., Newman, C. F., Charlesworth, S. E. et al. (2004) An open clinical trial of cognitive therapy for borderline personality disorder. Journal of Personality Disorders, 18, 257–71.

Burns, D. D. & Auerbach, A. (1996). Therapeutic empathy in cognitive-behavioral therapy: does it really make a difference? In P. M. Salkovskis (Ed.), Frontiers of Cognitive Therapy, p. 135. New York: Guilford.

Butler, A. C., Brown, G. K., Beck, A. T. & Grisham, J. R. (2002). Assessment of dysfunctional beliefs in borderline personality disorder. Behaviour Research and Therapy, 40, 1231–40.

Dreessen, L. & Arntz, A. (1998). The impact of personality disorders on treatment outcome of anxiety disorders: best - evidence synthesis. Behaviour Research and Therapy, 36, 483–504.

Giesen-Bloo, J., Arntz, A. & Schouten, E. (2008). Reliability and validity of the Borderline Personality Disorder checklist (submitted).

Giesen-Bloo, J., van Dyck, R., Spinhoven, P., van Tilburg, W., Dirksen, C., van Asselt, T., Kremers, I., Nadort, M. & Arntz, A. (2006). Outpatient psychotherapy for borderline personality disorder: randomised trial of schema-focused therapy vs transference-focused psychotherapy. Archives of General Psychiatry, 63, 649–58.

Giesen-Bloo, J., Wachters, L., Arntz, A. & Schouten, E. (2008). Assessment of borderline personality disorder with the Borderline Personality Disorder Severity Index-IV: psychometric evaluation and dimensional structure (submitted).

Herman, J. L., Perry, J. C. & van der Kolk, B. A. (1989). Childhood trauma in borderline personality disorder. American Journal of Psychiatry, 146, 490–5.

van IJzendoorn, M. H., Schuengel, C. & Bakermans-Kranenburg, M. J. (1999). Disorganized attachment in early childhood: meta – analysis of precursors, concomitants, and sequelae. Development and Psychopathology, 11, 225–49

Kernberg, O. F. (1976). Object Relations Theory and Clinical Psycho-Analysis. New York: Jason Aronson.

Kernberg, O. F. (1996). A psychoanalytic theory of personality disorders. In J. F. Clarkin & M. F. Lenzeweger (Eds.), Major Theories of Personality Disorder, pp. 106–37. New York: Guilford.

Kernberg, O. F., Selzer, M.A., Koenigsberg, H. W. et al. (1989). Psychodynamic Psychotherapy of Borderline Patients. New York: Basic Books.

Layden, M. A., Newman, C. F., Freeman, A. & Morse, S. B. (1993). Cognitive Therapy of Borderline Personality Disorder. Boston: Allyn & Bacon.

Linehan, M. M. (1993). Cognitive-Behavioral Treatment of Borderline Personality Disorder. New York/London: Guilford

Linehan, M. M., Armstrong, H. E., Suarez, A. et al. (1991). Cognitive-behavioral treatment of chronically parasuicidal borderline patients. Archives of General Psychiatry, 48, 1060–4.

Lobbestael, J., van Vreeswijk, M. F. & Arntz, A. (2008). An empirical test of schema mode conceptualization in personality disorders. Behaviour Research and Therapy, 46, 854–60.

McGinn, L. K. & Young, J. E. (1996). Schema – focused therapy. In P. M. Salkovskis (Ed.), Frontiers of Cognitive Therapy, pp. 182–207. New York: Guilford.

Mulder, R. T. (2002). Personality pathology and treatment outcome in major depression:

a review. American Journal of Psychiatry, 159, 359–71.

Nordahl, H. M. & Nysæter, T. F. P. E. (2005). Schema therapy for patients with borderline personality disorder: a single case series. Journal of Behavior Therapy and Experimental Psychiatry, 36, 254–64.

Ogata, S. N., Silk, K. R., Goodrich, S. et al. (1990). Childhood sexual and physical abuse in adult patients with borderline personality disorder. American Journal of Psychiatry, 147, 1008–13.

van Oppen, P. & Arntz, A. (1994). Cognitive therapy for obsessive-compulsive disorder. Behaviour Research and Therapy, 32, 79–87.

Padesky, C. A. (1994). Schema change processes in cognitive therapy. Clinical Psychology and Psychotherapy, 1, 267–78.

Paris, J. (1993). The treatment of borderline personality disorder in light of the research on its long – term outcome. Canadian Journal of Psychiatry, 38 (Suppl. 1), 28–34.

Simpson, E. B., Yen, S., Costello, E. et al. (2004). Combined dialectical behavior therapy and fluoxetine in the treatment of borderline personality disorder. Journal of Clinical Psychiatry, 65, 379–85.

Sprey, A. (2002). Praktijkboek persoonlijkheidsstoornissen, Diagnostiek, cognitieve gedragstherapie en therapeutische relatie. Houten: Bohn Stafleu Van Loghum.

Stoffers, J., Voellm, B. et al. (2009). Pharmacotherapy of BPD. A metaanalysis of randomised controlled trials. European Psychiatry 2009, 24 (Suppl. 1).

Weaver, T. L. & Clum, G. A. (1993). Early family environment and traumatic experiences associated with borderline personality disorder. Journal of Consulting and Clinical Psychology, 61, 1068–75.

Weertman, A. M., Arntz, A., Schouten, E. & Dreessen, L. (2005). Influences of beliefs and personality disorders on treatment outcome in anxiety patients. Journal of Consulting and Clinical Psychology, 73, 936–44.

Young, J. (1999). Cognitive Therapy for Personality Disorders: A Schema Focused Approach. Sarasota, FL: Professional Resource Exchange.

Young, J. E. & Klosko, J. S. (1994). Reinventing Your Life. New York: Plume.

Young, J. E., Klosko, J. S. & Weishaar, M. E. (2003). Schema Therapy: A Practitioner's Guide. New York: Guilford.

Young, J. & Klosko, J. S. (2008). Sein Leben neu erfinden: Wie Sie Lebensfallen meistern. Den Teufelskreis selbstschädigenden Verhaltens durch-brechen … Und sich wieder glücklich fühlen. Paderborn: Junfermann.

Zanarini, M. C. (2000). Childhood experiences associated with the development of borderline personality disorder. The Psychiatric Clinics of North America, 23, 89–101.

Weiterführende Literatur

Arntz, A. (2008). Schema-focused therapy for borderline personality disorder: effectiveness and cost – effectiveness, evidence from a multicenter trial. European Psychiatry, 23 (Suppl. 2), S65–S66.

Arntz, A. & Bernstein, D. (2006). Can personality disorders be changed? Netherlands Journal of Psychology, 62, 9–18.

Arntz, A. & Bögels, S. (2000). Schemagerichte cognitieve therapie voor persoonlijkheidsstoornissen. [Schema-focused cognitive therapy for personality disorders]. Houten: Bohn Stafleu van Loghum.

Arntz, A., Klokman, J. & Sieswerda, S. (2005). An experimental test of the schema mode model of borderline personality disorder. Journal of Behavior Therapy and Experimental Psychiatry, 36 (3), 226–39.

Arntz, A., Tiesema, M. & Kindt, M. (2007). Treatment of PTSD: a comparison of imaginal exposure with and without imagery rescripting. Journal of Behavior Therapy and Experimental Psychiatry, 38, 345–70.

Arntz, A. & Weertman, A. (1999). Treatment of childhood memories: theory and practice. Behaviour Research and Therapy, 37, 715–40.

Ball, J., Mitchell, P., Malhi, G., Skillecorn, A. & Smith, M. (2003). Schema-focused cognitive therapy for bipolar disorder: reducing vulnerability to relapse through attitudinal change. Australian and New Zealand Journal of Psychiatry, 37 (1), 41–8.

Ball, S. A. (1998). Manualised treatment for substance abusers with personality disorders: dual focus schema therapy. Addictive Behaviours, 23, 883–91.

Ball, S. A. (2004). Treatment of personality disorders with co – occurring substance dependence: dual – focus schema therapy. In J. J. Magnavita (Ed.), Handbook of personality disorders: theory and practice (pp. 398–425). Hoboken, NJ: Wiley.

Ball, S. A. & Cecero, J. J. (2001). Addicted patients with personality disorders: traits, schemas, and presenting problems. Journal of Personality Disorders, 15, 72–83.

Ball, S. A. & Young, J. E. (2000). Dual focus schema therapy for personality disorders and substance dependence: case study results. Cognitive and Behavioural Practice, 7, 270–81.

Bamber, M. (2004). »The good, the bad and defenceless Jimmy« – a single case study of schema mode therapy. Clinical Psychology and Psychotherapy, 11, 425–38.

Bernstein, D. P., Arntz, A. & De Vos, M. (2007). Schema focused therapy in forensic settings: theoretical model and recommendations for best clinical practice. International Journal of Forensic Mental Health, 6, 169–83.

Calvete, E., Esthcvez, A., López de Arroyabe, E. & Ruiz, P. (2005). The Schema Questionnaire – short form: structure and relationship with automatic thoughts and symptoms of affective disorders. European Journal of Psychological Assessment, 21 (2), 90–9.

Cecero, J. J. & Young, J. E. (2001). Case of Silvia: a schema-focused approach. Journal of Psychotherapy Integration, 11, 217–29.

Giesen – Bloo, J., Van Dyck, R., Spinhoven, P., Van Tilburg, W., Dirksen, C., Van Asselt, T. et al. (2006). Outpatient psychotherapy for borderline personality disorder: randomised clinical trial of schema-focused therapy vs. transference-focused psychotherapy. Archives of General Psychiatry, 63, 649–58.

Gude, T. & Hoffart, A. (2008). Change in interpersonal problems after cognitive agoraphobia and schema – focused therapy versus psychodynamic treatment as usual of inpatients with agoraphobia and Cluster C personality disorders. Scandinavian Journal of Psychology, 49 (2), 195–199.

Gude, T., Monsen, J. T. & Hoffart, A. (2001). Schemas, affect consciousness, and Cluster C personality pathology: a prospective one-year follow-up study of patients in a schema-focused short – term treatment program. Psychotherapy Research, 11 (1), 85–98.

Hoffart, A. & Sexton, H. (2002). The role of optimism in the process of schema-focused cognitive therapy of personality problems. Behaviour Research and Therapy, 40, 611–23.

Hoffart, A., Sexton, H. & Nordahl, H. M. (2005). Connection between patient and therapist and therapist's competence in schema – focused therapy of personality problems. Psychotherapy Research, 15, 409–19.

Hoffart, A., Versland, S. & Sexton, H. (2004). Self-understanding, empathy, guided discovery, and schema belief in schema – focused cognitive therapy of personality problems: a process-outcome study. Cognitive Therapy and Research, 26, 199–219.

Holmes, E. A., Arntz, A. & Smucker, M. R. (2007). Imagery rescripting in cognitive behaviour therapy: images, treatment techniques and outcomes. Journal of Behavior Therapy and Experimental Psychiatry, 38, 297–305.

James, I. A. (2001). Schema therapy: the next generation, but should it carry a health warning? Behavioural and Cognitive Psychotherapy, 29, 401–7.

Jovey, M. & Jackson, H. J. (2004). Early maladaptive schemas in personality disordered individuals. Journal of Personality Disorders, 18, 467–78.

Kellogg, S. H. & Young, J. E. (2006). Schema therapy for borderline personality disorder. Journal of Clinical Psychology, 62, 445–58.

Kennerley, H. (1996). Cognitive therapy of dissociative symptoms associated with trauma. British Journal of Clinical Psychology, 35, 325–40.

Kremers, I. P., Van Giezen, A. E., Van der Does, A. J., Van Dyck, R. & Spinhoven, P. (2007). Memory of childhood trauma before and after long – term psychological treatment of borderline personality disorder. Journal of Behavior Therapy and Experimental Psychiatry, 38 (1), 1–10.

Lee, C. W., Taylor, G. & Dunn, J. (1999). Factor structure of the Schema Questionnaire in a large clinical sample. Cognitive Therapy and Research, 23, 441–51.

Lobbestael, J., Arntz, A. & Sieswerda, S. (2005). Schema modes and childhood abuse in borderline and antisocial personality disorder. Journal of Behavior Therapy and Experimental Psychiatry, 36 (3), 240–53.

Lobbestael, J., Van Vreeswijk, M. F. & Arntz, A. (2007). Shedding light on schema modes: a clarification of the mode concept and its current research status. Netherlands Journal of Psychology, 63 (03), 76–85.

Lobbestael, J., Van Vreeswijk, M. F. & Arntz, A. (2008). An empirical test of schema mode conceptualisations in personality disorders. Behaviour Research and Therapy, 46, 854–60.

Lobbestael, J., Van Vreeswijk, M. F., Spinhoven, P., Schouten, E. & Arntz, A. (submitted for publication). The reliability and validity of the Schema Mode Inventory (SMI).

Lundh, L. & Czyzykow-Czarnocka, S. (2001). Priming of the Emotional Stroop effect by a Schema Questionnaire. An experimental study of test order. Cognitive Therapy and Research, 25, 281–9.

McGinn, L. K. & Young, J. E. (1997). Schema – focused therapy. In P. M. Salkovskis (Ed.), Frontiers of cognitive therapy (pp. 182–207). New York: Guildford.

Morrison, N. (2000). Schema – focused cognitive therapy for complex long – standing problems: a single – case study. Behavioural and Cognitive Psychotherapy, 28, 269–83.

Nordahl, H. M. & Nysaeter, T. E. (2005). Schema therapy for patients with borderline personality disorder: a single case series. Journal of Behavior Therapy and Experimental Psychiatry, 36 (3), 254–64.

Padesky, C. A. (1994). Schema change processes in cognitive therapy. Clinical Psychology and Psychotherapy, 1, 267–78.

Petrocelli, J. V., Glaser, B. A., Calhoun, G. B. & Campbell, L. F. (2001). Early maladaptive schemas of personality disorder subtypes. Journal of Personality Disorders, 15, 546–59.

Ratto, C. L. & Capitano, D. L. (1999). New directions for cognitive therapy: a schema-focused approach. Cognitive and Behavioural Practice, 6 (1), 68–73.

Rijkeboer, M. M., Van den Bergh, H. & Van Den Bout, J. (2005). Stability and discriminative power of the Young Schema Questionnaire in a Dutch clinical versus non-clinical population. Journal of Behavior Therapy and Experimental Psychiatry, 36 (2), 129–44.

Schmidt, N. B., Joiner Jr., T. E., Young, J. E. & Telch, M. J. (1995). The schema questionnaire: Investigation of psychometric properties and the hierarchical structure of a measure of maladaptive schemas. Cognitive Therapy and Research, 19, 295–321.

Sieswerda, S., Arntz, A. & Kindt, M. (2007). Successful psychotherapy reduces hypervigilance in Borderline Personality Disorder. Behavioural and Cognitive Psychotherapy, 35, 387–402.

Smucker, M. R. & Niederee, J. (1995). Treating incest – related PTSD and pathogenic schemas through imaginal exposure and rescripting. Cognitive and Behavioural Practice, 2 (1), 63–92.

Spinhoven, P., Giesen-Bloo, J., Van Dyck, R. & Arntz, A. (2008). Can assessors and therapists predict the outcome of long – term psychotherapy in borderline personality disorder? Journal of Clinical Psychology, 64, 667–86.

Spinhoven, P., Van Dyck, R., Giesen-Bloo, J., Kooiman, K. & Arntz, A. (2007). The therapeutic alliance in schema – focused therapy and transference – focused psychotherapy for borderline personality disorder. Journal of Consulting and Clinical Psychology, 75, 104–15.

Stallard, P. (2007). Early maladaptive schemas in children: stability and differences between a community and a clinic referred sample. Clinical Psychology and Psychotherapy, 14, 10–18.

Stallard, P. & Rayner, H. (2005). The development and preliminary evaluation of a Schema Questionnaire for Children (SQC). Behavioural and Cognitive Psychotherapy, 33, 217–24.

Stopa, L., Thorne, P., Waters, A. & Preston, J. (2001). Are the short and long forms of the Young Schema Questionnaire comparable and how well does each version predict psychopathology scores ? Journal of Cognitive Psychotherapy, 15, 253–72.

Stopa, L. & Walters, A. (2005). The effect of mood on responses to the Young schema questionnaire: short form. Psychological Psychotherapy, 78, 45–57.

Van Asselt, A. D., Dirksen, C. D., Arntz, A., Giesen-Bloo, J. H., Van Dyck, R., Spinhoven, P. et al. (2008). Out-patient psychotherapy for borderline personality disorder: cost – effectiveness of schema-focused therapy v. transference-focused psychotherapy. British Journal of Psychiatry, 192, 450–7.

Waller, G., Meyer, C. & Ohanian, V. (2001). Psychometric properties of the long and short versions of the Young Schema Questionnaire: core beliefs among bulimic and comparison women. Cognitive Therapy and Research, 25, 137–47.

Waller, G., Shah, R., Ohanian, V. & Elliot, P. (2001). Core beliefs in bulimia nervosa and depression: the discriminant validity of Young's Schema Questionnaire. Behaviour Therapy, 32 (1), 139–53.

Weertman, A. & Arntz, A. (2007). Effectiveness of treatment of childhood memories in cognitive therapy for personality disorders: a controlled study contrasting methods focusing on the present and methods focusing on childhood memories. Behaviour Research and Therapy, 45, 2133–43.

Welburn, K., Coristine, M., Dagg, P., Pontefract, A. & Jordan, S. (2002). The Schema Questionnaire – short form: factor analysis and relationship between schemas and symptoms. Cognitive Therapy and Research, 26, 519–30.

Young, J. E. (1999). Cognitive therapy for personality disorders: a schema-focused approach (revised edition). Sarasota, FL: Professional Resource Press.

Young, J. E. (2002). Schema-focused therapy for personality disorders. In G. Simos (Ed.), Cognitive behaviour therapy (pp. 201–222). New York: Routledge.

Young, J. E. (2005). Schema-focused cognitive therapy and the case of Ms. S. Journal of Psychotherapy Integration, 15 (1), 115–26.

Young, J. E., Arntz, A., Atkinson, T., Lobbestael, J., Weishaar, M. E., Van Vreeswijk, M., et al. (2007). The Schema Mode Inventory. New York: Schema Therapy Institute.

Young, J. E. & Flanagan, C. (1998). Schema-focused therapy for narcissistic patients. In E. F. Ronningstam (Ed.), Disorders of narcissism: diagnostic, clinical, and empirical implications (pp. 239–268). Washington, D.C: American Psychiatric Press.

Young, J. E. & Klosko, J. S. (1994). Reinventing your life. New York: Plume Books.

Young, J. E., Klosko, J. S. & Weishaar, M. (2003). Schema therapy: a practitioner's guide. New York: Guildford.

Young, J. E. & Lindemann, M. (2002). An integrative schema-focused model for personality disorders. In R. L. Leahy & E. T. Dowd (Eds.), Clinical advances in cognitive psychotherapy: theory and application (pp. 93–109). New York: Springer.

Sachwortverzeichnis

Das Handbuch zum Thema Persönlichkeitsstörungen

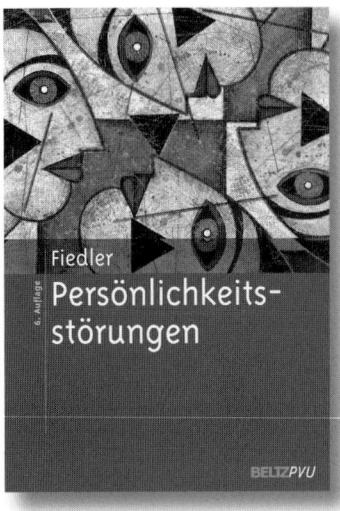

Peter Fiedler
Persönlichkeitsstörungen
6., vollst. überarb. Auflage 2007
XIII, 496 Seiten. Gebunden
ISBN 978-3-621-27622-1

Dieses Handbuch informiert über die vielen Formen von Persönlichkeitsstörungen. Ein klarer Aufbau sorgt für eine problemlose Orientierung — ein Grund, warum es von Psychotherapeuten, Betroffenen und Angehörigen geschätzt wird.

Das Kernstück dieses Buches bildet die ausführliche Vorstellung von 14 Persönlichkeitsstörungen: jeweils mit aktueller Konzeptentwicklung, Differentialdiagnostik und Erklärungsansätzen. Dabei vermeidet der Autor Vereinfachungen und übermäßige Schematisierungen.

Neu
▶ Aktualisierung der Kapitel zur psychologisch-psychotherapeutischen Behandlung der Persönlichkeitsstörungen
▶ Insbesondere überarbeitet: Behandlung der dissozialen, selbstunsicheren und Borderline-Persönlichkeitsstörungen
▶ Neues Kapitel über »Persönlichkeit, Persönlichkeitsstörungen und Depression«, da bei fast allen Persönlichkeitsstörungen ein besonderes Risiko vorhanden ist, an einer Depression zu erkranken.

Verlagsgruppe Beltz · Postfach 100154 · 69441 Weinheim · www.beltz.de

Abhängigkeit – Ursachen und Therapie verständlich erklärt

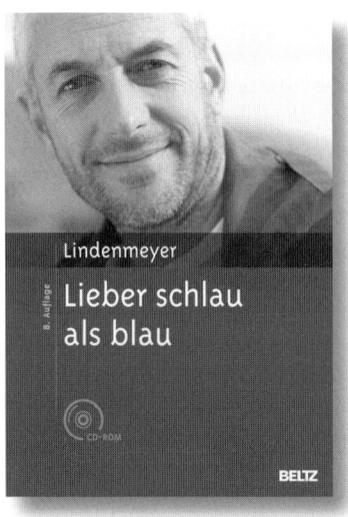

Johannes Lindenmeyer
Lieber schlau als blau
Entstehung und Behandlung
von Alkohol- und Medikamenten-
abhängigkeit.
Mit CD-ROM.
8., überarbeitete Auflage 2010
X, 262 Seiten. Gebunden
ISBN 978-3-621-27695-5

Zu Beginn einer Therapie fühlen sich Alkohol- und Medikamentenabhängige oft hoffnungslos überfordert. Mit gezielter Aufklärung leistet dieses Buch Orientierungshilfe in der härtesten Phase der Behandlung.

Wie entsteht Abhängigkeit? Wie sehen erste Therapieschritte aus? Was tun, wenn man rückfällig wird? Auf diese und weitere Fragen gibt »Lieber schlau als blau« in leicht verständlicher und anschaulicher Weise Antwort. Jedes Kapitel führt zu einem Fragebogen, der die Betroffenen zum Nachdenken über ihre Abhängigkeit und den Therapieprozess anregt. Der Therapeut erhält Strukturierungshilfen für die ersten (für den Behandlungserfolg oft entscheidenden) Therapiestunden.

Die Cartoons sowie der gut lesbare Text machen aus diesem Buch – trotz seiner ernsten Thematik – eine abwechslungsreiche Lektüre, die auch Angehörigen den nötigen Durchblick für den Umgang mit Abhängigen gibt.

Die CD-ROM enthält alle Fragebogen zum Ausdrucken – außerdem fünf zentrale Kapitel als Vorträge des Autors (zur Präsentation mit Beamer in Selbsthilfegruppen oder Suchtkliniken geeignet). Die Fragebogen stehen ebenfalls als Online-Materialien zur Verfügung.

Verlagsgruppe Beltz • Postfach 100154 • 69441 Weinheim • www.beltz.de

Schwierige Situationen meistern, Sicherheit gewinnen

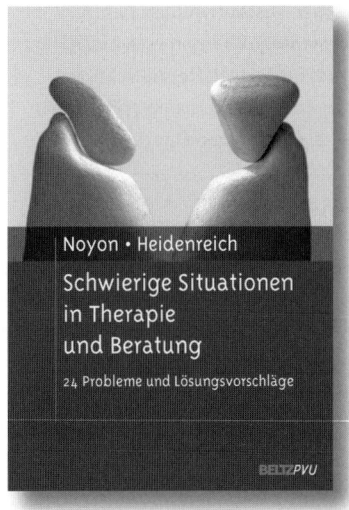

Alexander Noyon •
Thomas Heidenreich
**Schwierige Situationen
in Therapie und Beratung**
24 Probleme und Lösungsvorschläge
2009. VIII, 195 Seiten. Gebunden
ISBN 978-3-621-27687-0

Ob aggressive, schweigende oder an-
triebslose Klienten, ob Machtkämpfe,
fehlende Rückmeldung oder Terminab-
sagen – schwierige Situationen dieser
oder anderer Art kennt jeder Berater
und jede Psychotherapeutin. Wie sie zu
meistern sind, zeigt dieses störungs-
übergreifende Praxisbuch auf lebendige
und humorvolle Weise.

Noyon und Heidenreich stellen schwierige Situationen dar, wie sie sich in Therapie und Beratung mit verschiedensten
Patienten bzw. Klienten ergeben können.
Fallbeispiele verdeutlichen die jeweilige
Situation, die anschließend hinsichtlich
ihrer behandlungsrelevanten Merkmale
analysiert wird.

Konkrete Interventionsideen sowie die
Gegenüberstellung von Do's und Don'ts
zeigen Wege auf, mit den Situationen
so umzugehen, dass die Therapie oder
Beratung erfolgreich fortgeführt werden
kann – oder aber wie sie auf angemessene
Weise zu beenden ist. Inklusive Vorlagen
für Therapieverträge und Patientenan-
schreiben.

Verlagsgruppe Beltz • Postfach 100154 • 69441 Weinheim • www.beltz.de

Praxisorientierte Einführung für Psychotherapeuten

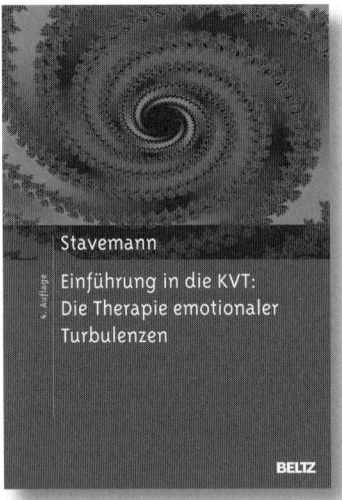

Harlich H. Stavemann
Einführung in die KVT:
Die Therapie emotionaler
Turbulenzen
4., vollst. überarb. Auflage 2010
XIV, 320 Seiten. Gebunden
ISBN 978-3-621-27631-3

Die Kognitive Verhaltenstherapie hat sich in den letzten Jahrzehnten als erfolgreiches Therapieverfahren etabliert: Beim Prozess der kognitiven Umstrukturierung werden – gemeinsam mit den Patienten – irrationale oder krank machende Denkmuster aufgedeckt und durch neue funktionale Denkweisen ersetzt.

Die vorliegende Einführung stellt die Methodik und grundlegenden Werkzeuge der KVT vor. Schritt für Schritt und anhand ausführlich kommentierter Fallbeispiele beschreibt der Autor das therapeutische Vorgehen in fünf Phasen. Dazu:
▶ Zahlreiche Beispieldialoge und Tipps für den Umgang mit speziellen Patiententypen
▶ Übungsaufgaben und weiterführende Literatur zu jedem Kapitel
▶ Arbeitsblätter im Anhang

In der 4. Auflage vertieft: Philosophische Grundlagen bei KVT-Interventionen, Erarbeiten unbewusster dysfunktionaler Konzepte; Disputtechniken und Sokratischer Dialog; Voraussetzungen für sinnvolles Üben der neuen Konzepte

Verlagsgruppe Beltz · Postfach 100154 · 69441 Weinheim · www.beltz.de